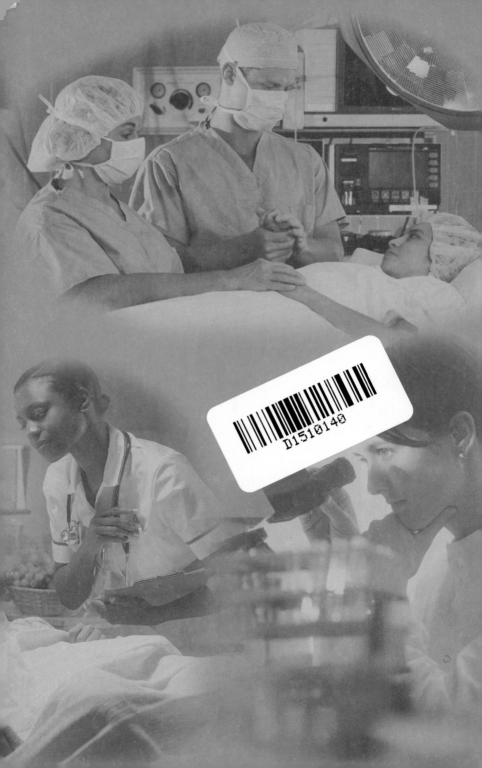

D1510140

LAS ALERGIAS

LAS ALERGIAS

Dra. NIEVES LÓPEZ BARRERA

Advertencia:
Los consejos, tratamientos, e información que aparecen en este libro no deben en ningún caso sustituir a los de un médico. Ante cualquier problema relacionado con su salud, acuda a un profesional cualificado en busca de ayuda. Los editores, así como el autor, no aceptan ningún tipo de responsabilidad civil ni penal, así como cualquier tipo de reclamación presentada por persona o institución alguna, como resultado del uso o mal uso de este libro, que pudiera ocasionar daños y/o perjuicios.

Título: Las alergias
Autor: Nieves López Barrera
Coordinador de la colección: Pedro Gargantilla Madera
Ilustraciones: David Lucas
Impreso en: COFÁS

IMPRESO EN ESPAÑA – *PRINTED IN SPAIN*

A mis padres, a quien les debo todo lo que soy en esta vida.

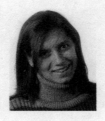

Dra. Nieves López Barrera

Licenciada en Medicina y Cirugía por la Facultad de Medicina de Granada.
En la actualidad trabaja en el Servicio de Medicina Interna del Hospital Clínico San Carlos de Madrid.

ÍNDICE

PRÓLOGO

Cuando analizamos cómo funciona un ser vivo, en este caso, el ser humano, no dejamos de sorprendernos.

La complejidad de todos los procesos, a todos los niveles, hacen del hombre una máquina extraordinaria. Somos seres vivos que formamos parte de un sistema en el que resulta imprescindible la interacción con el medio: no podemos permanecer aislados.

La competencia es uno de los retos a los que tenemos que hacer frente como especie.

Pues bien, una de las funciones necesarias para esta interacción es la capacidad de distinguir lo propio de lo extraño, con el fin de evitar las invasiones por parte de otros organismos de las que somos susceptibles y para deshacernos de aquellos compuestos que nos resultarían perjudiciales.

Para ello contamos en nuestro diseño con una serie de barreras físicas y estructuras que dificultan las posibles invasiones y que ayudan en la discriminación entre lo que es útil, necesario y lo que no.

Pero no sólo contamos con mecanismos en los que estemos implicados directamente. Nuestro organismo se encuentra habitado por microorganismos (la denominada «flora») que ocupan «nichos ecológicos», es decir, lugares que podrían ser ocupados por otros microorganismos que podrían ser perjudiciales.

No es más que un tipo de simbiosis, gracias a la cual estos organismos obtienen una serie de condiciones en las que pueden sobrevivir y nosotros, a cambio, mantenemos habitada una zona susceptible de ser invadida por microorganismos hostiles para nuestro sistema.

Pero si el agente extraño logra superar estas primeras líneas de defensa y penetra en nuestro interior, entrará en juego el sistema inmunológico.

Además de todo esto, resulta imprescindible desarrollar una función que nos ayude en esta tarea también a nivel molecular: el sistema inmunológico. Y no es fácil distinguir entre aquello que forma parte de nosotros y lo que es extraño y potencialmente perjudicial.

Este sistema cuenta para ello con un gran número de estructuras celulares especializadas en este cometido y que implican, a nivel de todo el organismo, la función de vigilancia, reconocimiento y eliminación del invasor.

El sistema inmunológico requiere una capacidad de precisión estricta, puesto que es muy amplio el abanico de elementos a diferenciar. En algunas ocasiones desencadenamos una respuesta defensiva, muchas veces desproporcionada, ante determinados elementos (polvo, polen, látex, medicamentos, etc.) que, en principio, no son tan dañinos. Es entonces cuando nos encontramos con el problema de las alergias.

En este libro pretendemos ofrecer una descripción global de los tipos más frecuentes de alergias que se presentan en la actualidad, centrándonos en los agentes causantes y los métodos de prevención.

Aunque mencionamos los tratamientos más frecuentes, es nuestra obligación recordarle al lector que no debe autoadministrarse ningún tipo de tratamiento sin la debida prescripción médica.

ANTECEDENTES:
UN POCO DE HISTORIA

La alergia: de Luis Pasteur a Roberto Koch

Fue en el siglo XIX cuando se demostró que las bacterias eran *microbios* capaces de producir enfermedades y que el contagio se producía porque eran capaces de transmitirse de unas personas a otras.

En el siglo I a.C, también se describió el peligro de las aguas de los pantanos, refiriéndose a los diminutos animales que se criaban allí y pasaban al aire para introducirse en el cuerpo humano a través de la boca, produciendo enfermedades.

Fue el químico francés Luis Pasteur (1822-1895), el que estudió las enfermedades contagiosas de los animales y del hombre y habló de la existencia de gérmenes, a los que llamó *microbios,* como agentes responsables de enfermedades, y el que descubrió las vacunas de la rabia y el carbunco, al disminuir la peligrosidad que suponían algunos de estos diminutos seres con procedimientos como el calor.

El alemán Roberto Koch (1843-1910), médico rural, descubrió el microbio que causaba la tuberculosis durante el azote que para la humanidad supuso esta enfermedad; el mal provocó tal cantidad de muertes que llegó a conocerse como la «peste blanca».

En 1910, Paul Ehrlich fabricó el agente eficaz para tratar la sífilis. A partir de entonces la ciencia médica pretendió evitar el contagio de las enfermedades transmisibles mediante el empleo de vacunas y sueros, con el ánimo de hacer realidad una vieja frase:«Más vale prevenir que curar».

Desde tiempos remotos se sabe que no todos los humanos tienen igual susceptibilidad para adquirir determinados agentes que son responsables de enfermedades infecciosas. La posibilidad de aumentar la defensa o resistencia del organismo con vacunas y sueros, capaces de disminuir los estragos que provocaron epidemias como la viruela o la difteria en otras épocas, hicieron que se aplicaran éstos a grandes masas de población a partir del siglo XIX.

Sin embargo, algunas personas sufrieron graves reacciones al recibir estos tratamientos, de ahí que, a partir del año 1906 se aplicara el término «alérgico» para diferenciarlas de las enfermedades infecciosas o contagiosas.

Origen de la relación polen alergias: la Prehistoria

El arte antiguo de curar se basaba en la creencia de la magia

Durante la Antigüedad, algún caso aislado de enfermedades alérgicas fue atribuido, en muchas ocasiones, a un problema puramente nervioso, imaginario o producido por la mera sugestión de la persona.

Hoy en día resulta evidente que las reacciones alérgicas son una realidad palpable cuya tasa va en aumento como demuestra el hecho de que enfermedades tan comunes como la rinitis, la conjuntivitis o el asma bronquial afectan al 20 por cien de la población en algunas comunidades españolas.

En la época de la «medicina mágica», que va desde los orígenes de la humanidad hasta el siglo VI a.c., las creencias y la superstición de las personas eran la base para entender las distintas enfermedades. Mediante la confesión de las posibles infracciones morales al brujo, mago o hechicero, el enfermo se liberaba del sentimiento de culpa que lo angustiaba y le afligía.

Lo mismo que los médicos de la Antigüedad se dieron cuenta de que algunas personas estornudaban en presencia de ciertas plantas, es seguro que los sanadores, chamanes y adivinos más ancestrales observaron hechos similares.

Las primeras enfermedades alérgicas

El asma bronquial era conocida por los chinos doscientos años antes de Cristo. Se utilizaba para su tratamiento una planta, el *Ma-Huang* o *Ephedra vulgaris,* teniendo bastante éxito, y usándose hoy día en la medicina con otros objetivos para curar.

En Occidente, el primer problema alérgico que se conoce es la muerte del fundador de la primera dinastía egipcia, el faraón Menes, a consecuencia de una picadura de avispa que le causó una reacción alérgica grave conocida como «shock anafiláctico», provocándole la muerte en pocos minutos.

La primera descripción de la alergia al polen la hizo un famoso médico persa, Rhazes (865-932), cuando se refería a ella como la causa del catarro que ocurre en la primavera, cuando las rosas liberan su perfume.

Sin embargo, el médico escocés Charles Harrison Blackley (1820-1900), un día, al sacudir unas flores de su habitación en compañía de uno de sus hijos, vio cómo se produjo una nube de polen que le hizo estornudar, observando que la intensidad de sus síntomas en los días de primavera dependía de la mayor o menor concentración atmosférica de estos granos debido a las influencias del viento y de las lluvias. Llegó incluso a frotar una gramínea humedecida sobre su propia piel, y vio entonces cómo aparecía una roncha, descubriendo así el método para realizar las pruebas cutáneas o pruebas alérgicas.

De Grecia y Roma a Nueva York

A finales del siglo VI a.c., Hipócrates de Cos, describía el estrechamiento de los bronquios como el momento que surgía al llegar la flema (moco) al cerebro, pasando luego a través del interior de la nariz, donde se condensaba y podía pasar hacia los pulmones.

Fue Rober William (1757-1812) quien definió el concepto de urticaria, al ver la erupción producida por el contacto con las ortigas y la aparición de ronchas o habones en la piel, comparándola con el caso padecido por su amigo al comer almendras dulces, proceso que describió en los siguientes términos:

> La primera vez, aun después de no haber comido una cantidad excesiva de almendras, sufrió náuseas, molestias y presión en el estómago e intestinos, gran desasosiego y una sensación progresiva de calor. Estos ataques fueron seguidos pronto de una hinchazón de la cara. Experimentó además una comezón desagradable en el cuello, que provocó tos molesta y la contracción de las fauces, con la amenaza de asfixia. También la lengua se hinchó y se volvió más rígida, lo que sólo le permitía hablar despacio y balbuceando.

En 1860, se describió todo lo que se conocía sobre asma bronquial, refiriéndose como causas de ésta la niebla, el frío, el viento, el calor, los cambios de clima, la risa, los esfuerzos y los alimentos de difícil digestión.

También se conoció la aparición de urticaria tras el contacto con el pelo de gato, si éste producía a la persona algún rasguño.

El doctor Clemens Peter (1874-1929) fue el creador del término alergia, a partir de dos palabras griegas: *Allos*, que significa «otro», es decir, una desviación de la respuesta normal de los individuos sanos, y *Ergon*, que significa «trabajo», «actividad» o «reacción».

El doctor Arthur Fernández Coca (1875-1959) creó el concepto de atopia, vocablo de origen griego, *Atopos*, que significa «inhabitual», «raro», «extraño», «paradójico» o «fuera de lugar». Intentaba referirse a la tendencia de ciertas personas a sufrir cuadros tan dispares como el asma, la rinitis o la urticaria, al tener en cuenta que existía una causa hereditaria.

Hoy en día sabemos que lo que se conoce como atopia, se debe a una producción inapropiada de una proteína presente en la sangre de todos los seres humanos, la inmunoglobulina E (IgE), causante de las enfermedades alérgicas.

RECUERDE

- Fue en el siglo XIX cuando se descubrió la existencia de los microbios como agentes causantes de enfermedades infecciosas, como la tuberculosis, sífilis, viruela...
- Hace dos siglos que se comenzó a prevenir determinadas enfermedades con el uso de vacunas, para evitar las epidemias que azotaban a la humanidad.
- Las enfermedades alérgicas son muy comunes y van en aumento.
- Las primeras alergias que se describieron fueron el asma, las picaduras de insectos y la alergia al polen.
- Más tarde se describió la urticaria producida por ciertos alimentos y el carácter hereditario de algunas alergias.

CONCEPTOS GENERALES SOBRE LAS ALERGIAS

¿Qué es la alergia?

La alergia es una forma exagerada o alterada de reaccionar que tienen algunas personas cuando se exponen a determinadas sustancias presentes en el medio ambiente o cuando ingieren ciertos alimentos o medicamentos.

Definimos como *alérgenos* a las sustancias que son capaces de producir alergias.

¿Qué sucede en el cuerpo cuando desarrollamos alergia?

El sistema defensivo del cuerpo humano está formado por un grupo de células que se encuentran circulando por la sangre y en los distintos órganos.

Su misión es fundamental: reconocer la entrada en nuestro organismo de cuerpos extraños y organizar la defensa frente a ellos.

Esto es lo que entendemos por *respuesta inmunitaria*. Gracias a ella nuestro cuerpo reconoce las bacterias o virus, agentes ajenos a nuestro organismo, como causantes de infecciones.

Si no ocurriera de esta forma, cualquier infección que se padeciera a lo largo de la vida (una gripe o un resfriado) podría tener consecuencias fatales al no encontrar una barrera a su progresión.

Cuando una persona se expone a contaminantes del medio ambiente que le rodea e ingiere alimentos o medicamentos, la sangre forma unas sustancias llamadas *anticuerpos*, que son los responsables de los síntomas de la alergia, y se llaman IgE, capaces de reconocer la presencia de dichas sustancias.

Los anticuerpos se unen a los mastocitos (unas células de la sangre); éstos también se encuentran en las mucosas del interior de la nariz o de los bronquios, que son los tubos que conducen el aire que respiramos hasta los pulmones.

Más tarde, cuando en nuestra vida diaria volvemos a contactar con los alérgenos por inhalación, éstos se depositan en las mucosas de la nariz o los bronquios donde hacen contacto con los anticuerpos de la alergia. El resultado que se produce es la dilatación

Anticuerpos

Antígeno

Anticuerpo

Glóbulo rojo

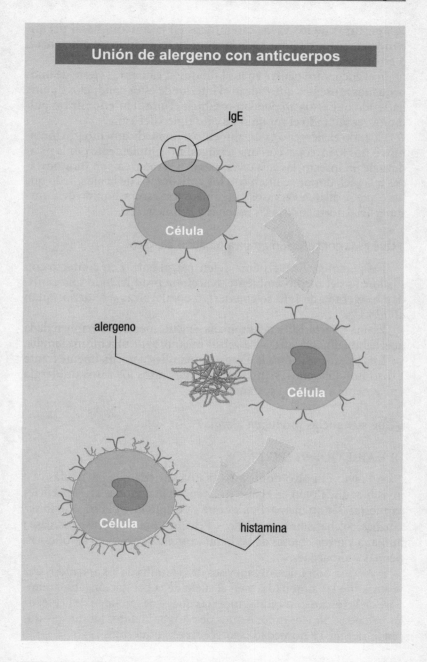

Unión de alergeno con anticuerpos

IgE

Célula

alergeno

Célula

Célula

histamina

(o apertura) de los vasos sanguíneos en la mucosa nasal permitiendo el escape de líquido de la sangre y resultando un goteo nasal o estornudos.

Si el encuentro ocurre en los bronquios, causará el cierre de unos pequeños músculos que rodean el interior de estos conductos de aire, haciendo que éstos no puedan conducir el aire al interior de los pulmones, resultando el ronquido o pito típico del asma.

Cuando el alérgeno es un alimento o un medicamento y lo tomamos o nos lo inyectan con una jeringuilla o simplemente por la picadura de un insecto, las sustancias pasan a la sangre y son transportadas a la piel, donde se unen con los anticuerpos de la alergia, lo que hace que se dilaten los vasos sanguíneos y se escape líquido de forma superficial, formándose las ronchas y la hinchazón.

¿Qué es la constitución atópica o hábito alérgico?

Las personas cuyo sistema defensivo, al entrar en contacto con sustancias del medio ambiente, reacciona produciendo una cantidad exagerada de IgE se convierten en alérgicas y se denominan *atópicas*.

Es una característica determinada genéticamente, es decir heredada que, habitualmente, afecta a diversos miembros de una misma familia.

Esta predisposición a la alergia se manifiesta normalmente frente a distintos alérgenos, siendo mucho más raros los casos de alergia únicamente a una sola sustancia.

¿Qué sustancias producen alergia?

DEL AIRE QUE RESPIRAMOS

• Polvo: El polvo doméstico es una variedad de partículas casi invisibles que flotan en el aire y se depositan en todas las superficies expuestas. Contiene partículas que se originan en la ropa, fribras, sábanas, colchas, libros, periódicos, peluches, mascotas, insectos, caspa humana y otros objetos de las habitaciones. También en las oficinas, tiendas y almacenes.

• Ácaros: Son microorganismos de la familia de los arácnidos que viven sobre las almohadas y en el suelo de la habitación, alimentándose de las escamas o células muertas que se desprenden de la piel de las personas. Son los excrementos de estos animalitos los que producen la alergia. La humedad favorece su reproducción.

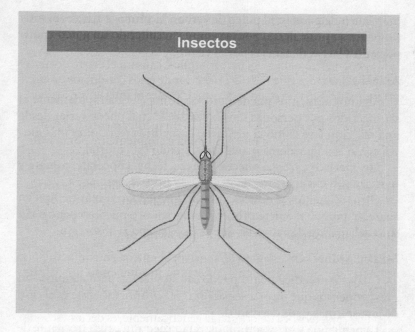

Insectos

● Insectos: Las cucarachas, hormigas, polilla, moscas... causan alergia por el polvo que se forma cuando mueren y se desintegran. La picadura de abeja y avispa pueden sensibilizar a algunas personas, e incluso producir un tipo de alergia denominada anafilaxia, que puede producir la muerte.

● Hongos: Son plantas microscópicas que crecen en lugares húmedos, pudiendo observarse a simple vista porque forman motas blancas y de diversos colores sobre determinados objetos y superficies. Normalmente producen grandes cantidades de partículas microscópicas llamadas esporas, que flotan en el aire y, así, son inhaladas por las personas. Algunos de ellos se conocen con el nombre de Aspergillus, Hormodendrum, Fusarium, Penicillium... Pueden ser ingeridos por las personas y están presentes en quesos y otros alimentos.

● Caspa animal: La caspa de los animales domésticos, como perros, gatos y caballos, es un alérgeno muy potente. Las plumas de aves, la caspa de los ratones, y la lana de oveja también causan alergia de forma frecuente. El excremento de murciélagos produce una alergia muy grave en personas que viven en casas de madera.

● Polen de plantas: El polen de yerbas, hierbajos y árboles es muy propenso a causar alergia porque es muy liviano y es fácilmente transportado a largas distancias por el viento.

ALIMENTOS

Algunos alimentos pueden provocar una alergia rápidamente al ser ingeridos por personas sensibilizadas, la cual puede variar desde una reacción leve como la urticaria, hasta otras reacciones más graves como el angioedema o anafilaxis, siendo ésta mortal.

Los mariscos, fresas, nueces, huevos, leche, chocolate, tomate y mostaza son ejemplos frecuentes de este tipo de alergia.

Otros alimentos producen una alergia que tarda más tiempo en aparecer, porque requiere primero la digestión, o puede depender del sitio del aparato digestivo en que se lleve a cabo la absorción.

MEDICAMENTOS

Cualquier medicamento puede causar alergia, pero algunos son más propensos que otros a sensibilizar al ser humano. Éste es el caso de las aspirinas y sus derivados.

La penicilina y otros antibióticos también son causa frecuente de alergia y pueden inducirla por ingestión, por inyección o aplicada en ungüento.

Es bueno tener presente que si una vaca es tratada con penicilina u otro antibiótico, éste puede aparecer en la leche del animal y la ingestión de esa leche por humanos puede producir alergias.

AGENTES INFECCIOSOS

Cuando las bacterias, los virus y los hongos causan infecciones en el ser humano, pueden producir también reacciones alérgicas como la urticaria.

Lo mismo puede suceder con infestaciones por parásitos, como es el caso de las lombrices en los niños.

SUSTANCIAS QUE CONTACTAN CON LA PIEL

Hay gran cantidad de sustancias que al contactar con la piel producen una reacción alérgica denominada eccema de contacto.

Dentro de éstas se pueden encontrar los cosméticos, productos industriales....

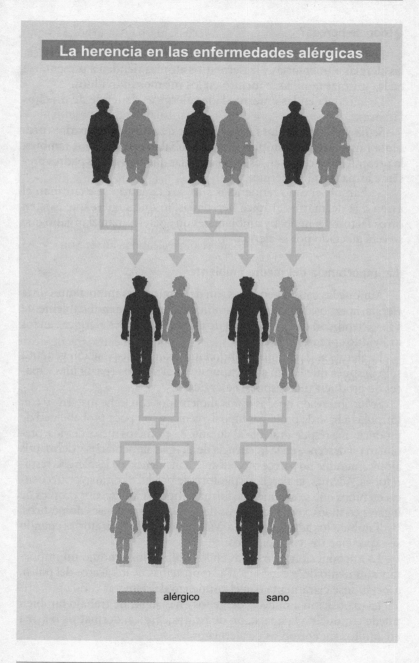

La herencia en las enfermedades alérgicas

alérgico   sano

¿Todo se hereda?

Los investigadores han observado que el asma, la rinitis alérgica, las alergias alimentarias y la dermatitis atópica tienden a presentarse en las mismas familias, e incluso en los mismos individuos.

La herencia en las enfermedades alérgicas depende de muchos factores.

Se ha visto que en las familias en las que uno de los padres presenta una dermatitis atópica es más probable que los hijos también la presenten, así como en las familias en las que uno de los padres presenta asma o rinitis alérgica.

Se han observado tendencias similares cuando se examinan el asma o la dermatitis atópica heredadas, lo que sugiere que existen otros factores genéticos y ambientales que determinan el órgano que se verá afectado por la alergia.

La importancia del medio ambiente

Aunque las causas genéticas son determinantes importantes de la alergia, la exposición al medio ambiente contribuye indudablemente a la variabilidad en la expresión de las enfermedades alérgicas en los individuos predispuestos.

La alergia se desarrolla en individuos con predisposición genética sólo después que hayan sido expuestos a alérgenos (partículas capaces de producir una respuesta alérgica).

Se ha observado que los niños alimentados con leche materna o con fórmulas a base de proteínas hipoalergénicas(con poca probabilidad de producir una respuesta alérgica) durante los primeros meses de vida, presentan un descenso en la frecuencia de alergias alimentarias y dermatitis atópica, aunque no parece modificarse la incidencia de las alergias respiratorias. Además, la alergia respiratoria se produce con mayor frecuencia en niños que se exponen de forma temprana a alérgenos propios de lugares cerrados, como los ácaros del polvo y los animales domésticos.

También los adultos pueden padecer alergias respiratorias cuando se exponen a nuevos alérgenos.

La introducción de mantas en los domicilios produjo un importante aumento de la exposición a las proteínas de los ácaros del polvo, asociándose claramente con el comienzo del asma.

La exposición a nuevos alérgenos en el lugar de trabajo también puede conducir a la aparición de rinitis alérgica, dermatitis o asma en adultos sin episodios de alergia previos.

La exposición a contaminantes ambientales, tanto en lugares abiertos como cerrados, o el padecer infecciones respiratorias por virus en la primera infancia, aumenta la probabilidad de padecer síntomas respiratorios crónicos.

La mayor parte de los datos indican que mientras los contaminantes exteriores como el ozono, el oxido nítrico y los carburantes, desencadenan síntomas respiratorios de forma crónica, es improbable que la exposición a éstos produzca asma.

El contaminante más importante en lugares cerrados es el humo del tabaco; la exposición activa o pasiva al humo se asocia con un mayor número de alteraciones respiratorias, entre las que se incluye el asma y la rinitis alérgica.

La exposición a irritantes generados por estufas de gas u otras fuentes de combustión en lugares cerrados se asocia con un aumento de asma y enfermedades respiratorias.

Síntomas que producen las alergias

RINITIS ALÉRGICA

Se caracteriza por episodios recurrentes de estornudos y goteo nasal de aspecto acuoso, con picazón de la nariz, irritación y picor de los ojos, lagrimeo y otros síntomas.

Se conoce con el nombre de fiebre del heno, pero en realidad ni causa fiebre ni se debe al heno.

En los países de clima templado la rinitis alérgica es con mucha frecuencia estacional cuando es causada por el polen de árboles, grama y otras hierbas. Esto se debe a que estas plantas polinizan solamente durante algunas partes del año.

ASMA BRONQUIAL

Es la dificultad respiratoria, con frecuencia acompañada de ronquido o silbidos durante la exhalación.

Los ataques asmáticos ocurren a intervalos variables. Entre un ataque y otro generalmente los pacientes no presentan síntomas.

Durante un episodio de asma los músculos de los bronquios pequeños y bronquíolos se contraen estrechando los conductos aéreos haciendo más difícil la entrada y, especialmente, la salida de aire de los pulmones, refiriéndonos a un bronco-espasmo.

Además, la mucosa de las vías aéreas se edematiza y segrega un exceso de moco, lo que contribuye más a la obstrucción del paso de aire.

URTICARIA

Se caracteriza por la aparición de ronchas rojizas en cualquier parte de la piel, que sobresalen ligeramente sobre la superficie. Son de diversos tamaños y producen marcado picor.

Cada roncha tiene una duración de algunas horas y luego desaparecen sin dejar rastro.

La reacción alérgica genera en la piel una sustancia química natural llamada histamina que dilata los vasos sanguíneos que dejan escapar líquido de la sangre produciendo la roncha.

ANGIOEDEMA

Es la reacción de la piel más profunda produciendo hinchazones o edema de cualquier parte del cuerpo como párpados y labios.

A veces también puede afectar la úvula y lengua, pudiendo ser de tal magnitud y rapidez que obstruya la respiración causando la muerte por asfixia.

ANAFILAXIS

Es una reacción alérgica que envuelve los vasos sanguíneos causando una dilatación generalizada de éstos, lo cual resulta en un rápido descenso de la presión sanguínea y pérdida de conocimiento y la muerte si no se trata con prontitud.

Puede producirse en personas sensibilizadas a la picadura de insectos o inyecciones de ciertos medicamentos o a la ingestión de algunos alimentos o medicamentos.

DERMATITIS ATÓPICA

Es una erupción en la piel de tipo eczematoso, semejante a un salpullido que produce mucho picor.

Es una alergia que ocurre fundamentalmente en niños pero afecta a adultos ocasionalmente. Comienza en los infantes desde el segundo mes de edad.

Produce eczema y excoriaciones de la piel, una erupción rojiza que puede exudar líquido y a veces se producen infecciones al rascarse.

Afecta a la cara y cuello, pero luego se extiende a otras zonas del cuerpo como flexuras de los brazos y las piernas. Se acompaña en el 20-30 por 100 de los casos de asma y es causada por la ingestión de alimentos tales como la leche de vaca, humos, trigo, maní, pescado y frutas.

A medida que el niño crece y se expone a los contaminantes ambientales como el polvo y los hongos, éstos comienzan a jugar también un papel en el eczema.

DERMATITIS POR CONTACTO

El contacto directo de la piel con ciertas sustancias químicas, tales como detergentes, metales, tintes..., puede sensibilizar de manera que un contacto siguiente con la misma sustancia provoque áreas localizadas de inflamación, apareciendo en la piel eczema, ampollas, y enrojecimiento, causando picor.

Éste es el tipo de alergia que se desarrolla al usar pantallas, pulseras o relojes especialmente si no son de oro, o goma, látex, cosméticos, plantas....

El mecanismo de esta alergia es completamente diferente a las otras que hemos mencionado, ya que la causa se combina en la piel con otro componente y el complejo sensibiliza a ciertos glóbulos blancos que producen la inflamación.

Se considera alergia tardía, porque los síntomas no aparecen hasta 24 a 48 horas después del contacto.

¿Cómo se diagnostican las alergias?

Dentro de las pruebas más comunes para el diagnóstico de las alergias, se encuentran las siguientes:

HISTORIA CLÍNICA

Con los datos que ofrece el paciente de sus síntomas, causas que lo desencadenan y la exploración física.

PRUEBAS CUTÁNEAS O 'PRICK TEST'

Sirven para determinar qué sustancia está causando su alergia, de tal forma, que se usan unos extractos sobre la piel de la cara anterior del antebrazo, y con una lanceta se atraviesa la gota y se realiza una pequeña escara o rasguño.

Los resultados se valoran a los 15 minutos, y si el paciente es alérgico frente a la sustancia que se está probando, se producirá una reacción inflamatoria en la piel, en el sitio donde se ha realizado la prueba, como la aparición de una hinchazón o habón y picará un poco.

Pueden influir en los resultados:

• Toma reciente de medicación como los antihistamínicos, que inhiben o dan lugar a un resultado negativo.

• Aumento de la reactividad de la piel frente a pequeños estímulos como el rascado de la misma, lo que daría lugar a una respuesta exagerada.

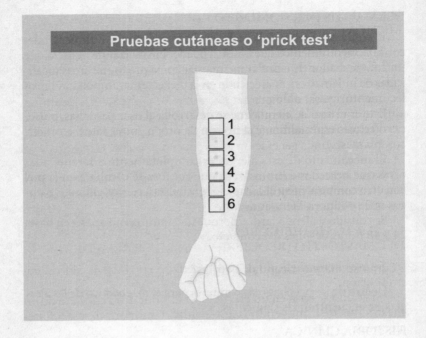

Pruebas cutáneas o 'prick test'

• Presencia de enfermedades en la piel; se optaría por realizar otras pruebas en sangre.

DETERMINACIÓN DE IGE O RAST

Se miden la cantidad de anticuerpos IgE en sangre, específicos para cada tipo de alérgeno.

Existen otras pruebas más específicas que las descritas hasta aquí, que dependen del tipo de enfermedad alérgica que se sospeche.

¿Qué pasos hay que seguir para tratar las alergias?

EVITAR EL ALÉRGENO

El primer paso en el tratamiento para las alergias es identificar el alérgeno o alérgenos causantes de la alergia.

Esto permite evitar entrar en contacto con ellos, lo que hace que los episodios disminuyan, sintiendo alivio de los síntomas.

USO DE ANTIHISTAMÍNICOS (REQUIERE PRESCRIPCIÓN MÉDICA)

Son medicamentos que bloquean la acción de la histamina, siendo ésta el mediador de la inflamación más importante en estos cuadros clínicos.

Los antiguos, o de primera generación como: clorfeniramina, difenhidramina...y los modernos, o de segunda generación, como: la fexofenadina, loratadina y cetirizina son los más empleados.

Los de segunda generación no producen sedación ya que no pasan al cerebro.

Están indicados sobre todo en la rinitis y conjuntivitis alérgica, pero resultan también de utilidad en la urticaria, dermatitis alérgicas y en casos de picaduras de insectos.

USO DE LOS INHIBIDORES DE LA DEGRANULACIÓN DEL MASTOCITO (REQUIERE PRESCRIPCIÓN MÉDICA)

Se usa el cromoglicato de sodio, pero no en las crisis, sino como prevención.

Su acción se basa en un efecto estabilizador de la cubierta de los mastocitos disminuyendo la intensidad y número de reacciones alérgicas.

CORTICOIDES (REQUIERE PRESCRIPCIÓN MÉDICA)

Son fármacos con acciones anti-inflamatorias y supresoras de reacciones de defensa, por lo cual reducirán las manifestaciones clínicas de la alergia.

El uso de estos fármacos está asociado con muchos efectos secundarios por lo cual sólo están indicados por el médico especialista.

TERAPIA DE DESENSIBILIZACIÓN

El uso de pequeñas cantidades del alérgeno en concentraciones crecientes, para desensibilizar al paciente, es decir que su organismo se acostumbre al alérgeno y no sobrerreaccione produciendo la alergia.

Necesita múltiples inyecciones (vacunas), reapareciendo en algunos casos los síntomas después de un tiempo de suspensión del tratamiento.

La terapia desensibilizante debe repetirse durante varios años consecutivos, nunca menos de tres, y al menos hasta que se obtenga una desaparición casi completa de los trastornos alérgicos.

Frecuencia de las enfermedades alérgicas

Más de seis millones de españoles padecen algún tipo de alergia respiratoria (rinitis alérgica o asma), mientras que los alérgenos más frecuentes, según el número de casos que provoca son: los pólenes (68 por 100), los ácaros del polvo doméstico (55 por 100), los epitelios de mascotas (18 por 100 de gato y 12 por 100 de perro).

Por zonas geográficas, las regiones costeras son las que presentan mayor número de alérgicos a los ácaros, mientras que en el interior predominan los afectados por pólenes.

¿Limitan la calidad de vida?

En general, los pacientes alérgicos perciben cómo repercute negativamente en su calidad de vida.

Por ejemplo, alrededor del 60 por 100 de los pacientes españoles considera que la enfermedad limita su vida diaria, ya que no pueden llevar a cabo tareas tan habituales como subir escaleras (45 por 100), hacer ejercicio (40 por 100), efectuar trabajos domésticos (35 por 100) o apresurarse para tomar un autobús (50 por 100).

Aproximadamente el 65 por 100 de los pacientes acepta su condición, es decir, dos tercios de afectados aseguran que pueden llevar una vida normal a pesar de las limitaciones de su enfermedad.

Hay muchas posibilidades de lograr una calidad de vida para el paciente. En un 75-80 por 100 de los casos, los pacientes evolucionan satisfactoriamente y podemos aliviar padecimientos y mejorar sus síntomas.

RECUERDE

- La alergia es una forma exagerada de reacción de nuestro sistema defensivo ante determinadas sustancias del exterior.
- El cuerpo humano produce unas proteínas llamadas anticuerpos que cuando se ponen en contacto con determinadas sustancias llamadas alérgenos producen una reacción inflamatoria y dan lugar a los síntomas de la alergia.
- Una persona es atópica cuando hereda la capacidad de producir una cantidad exagerada de anticuerpos (como IgE) ante la presencia de determinadas sustancias del medio ambiente.
- Los principales alérgenos que producen las enfermedades alérgicas son polvo, insectos, hongos, polen, alimentos, medicamentos, agentes infecciosos y sustancias que contactan con la piel.
- Hay enfermedades alérgicas, como la rinitis, asma, dermatitis de contacto... que para manifestarse no solo depende del ambiente, si no de una predisposición genética.
- Los síntomas más frecuentes en alergias son las rinitis alérgicas, asma bronquial, urticaria, angioedema, anafilaxia, dermatitis atópica y dermatitis por contacto.
- Se diagnostica por la historia clínica y pruebas cutáneas fundamentalmente.
- El tratamiento principal es evitar los alérgenos y los medicamentos, como antihistamínicos y corticoides, alivian los síntomas.
- Las vacunas son eficaces solo en determinadas enfermedades alérgicas.
- La alergia es una enfermedad que limita la calidad de vida de una persona cuando la padece, pero el 65 por 100 de los pacientes lo acepta, pudiendo llevar una vida normal.

SABÍA USTED QUE...

- Para que una enfermedad alérgica pueda desarrollarse, es necesario que confluyan dos situacioes: por un lado, la posesión de esa cualidad familiar que llamamos atopia, y por otro, la exposición prolongada a los alérgenos contra los que el paciente va a reaccionar.

CONJUNTIVITIS ALÉRGICA

Anatomía del ojo

El ojo está formado por una parte externa que es la córnea, conjuntiva, iris y pupila. Y una parte interna formada por el cristalino, humor vítreo, retina y nervio óptico.

Funciones del ojo

El ojo es el órgano especializado en convertir las señales luminosas en señales eléctricas, las cuales son interpretadas por el cerebro.

¿Qué es la conjuntivitis alérgica?

Se trata de la inflamación de la conjuntiva (la superficie del ojo abierta al exterior, que es transparente y cubre también interiormente a los párpados), por una causa alérgica, también llamada *alergia ocular*.

¿Por qué se produce?

Se produce como consecuencia de una respuesta exagerada de nuestro sistema defensivo ante una agresión de alguna sustancia a la que ya conocemos como alérgeno.

Su aparición suele ser brusca y en un intervalo de pocas horas, o bien semi brusca con un intervalo de algunos días. Si no se trata de forma correcta, puede hacerse crónica.

Cualquier persona puede sufrirla, aunque se sabe que existe un factor hereditario, es decir, que si los padres la padecen, sobre todo de forma crónica, es muy probable que sus hijos también la sufran.

Como la gran mayoría de las alergias, suelen aparecer con mayor frecuencia en las estaciones de primavera y verano, aunque existen regiones en las que, dado su clima, esta alergia del ojo puede hacer su presencia también en otoño e invierno.

Anatomía del ojo

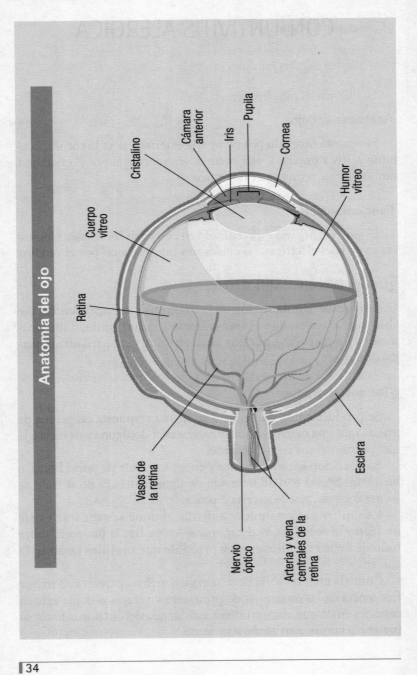

Cristalino

Cámara anterior

Iris

Pupila

Cornea

Humor vítreo

Cuerpo vítreo

Retina

Esclera

Vasos de la retina

Nervio óptico

Arteria y vena centrales de la retina

¿Cuáles son sus causas?

Algunas infecciones bacterianas y víricas, así como ciertos agentes irritantes pueden también producir este tipo de trastornos en el ojo.

Los alérgenos más frecuentes son:

ALÉRGENOS	
• polen de los árboles	• medicinas para la piel
• flores	• contaminación ambiental
• malas hierbas y césped	• humo del tabaco
• ácaros del polvo	• sustancias químicas
• plumas de aves	• sprays
• excrementos de animales (perros,	• pinturas
gatos, pájaros, procesionaria del	• disolventes
pino)	• lacas
• piel de animales	• hongos
• pelo de animales	• mohos

También existen alérgenos vegetales que provienen del plátano, ficus, cascarilla de los cereales; muy a tener en cuenta.

Éste es uno de los problemas más frecuentes en las consultas de oftalmología.

La presencia de otros signos, como asma bronquial, rinitis y eczema, apuntará a un proceso de hipersensibilidad como causa de dicha enfermedad.

¿Cuáles son sus síntomas?

Los síntomas más frecuentes y molestos son:

- Picor y escozor.
- La hinchazón.
- El enrojecimiento de los ojos.
- Molestias al percibir la luz del sol (denominada fotofobia).

Cuando evoluciona bien, puede desaparecer si la persona se aleja del alérgeno. De lo contrario evoluciona hacia la crisis, estas molestias se hacen aún más molestas y aparece la sensación de arenilla en los ojos, secreciones pegajosas como las legañas; también puede aparecer una sensación de ahogo, hinchazón de la cara y ojos, secreción muy abundante por la nariz (rinorrea) y que el picor se extienda a todo el cuerpo apareciendo manchas rojas en la piel.

Estos síntomas son percibidos por la familia, los amigos y los compañeros de trabajo, alarmando especialmente a los pacientes.

¿Afectará mi visión?

La conjuntivitis alérgica es irritante e incómoda, pero no dañará su visión.

No es buena idea usar sus lentes de contacto cuando padezca conjuntivitis alérgica, porque ésta puede empeorar y se puede terminar constrayéndo una infección de ojos. Use sus gafas hasta que los síntomas hayan desaparecido.

Cómo evitar los síntomas

- Higiene exhaustiva del hogar, con aspiradora. No utilizar escobas o plumeros que puedan levantar polvo.
- Usar colchones y ropa de cama sintéticos.
- Durante la crisis, sobretodo cuando tenga hinchazón e irritación de los ojos, no utilizar lentillas. Utilice gafas si las necesita.
- Lavar los ojos con suero fisiológico estéril; puede adquirirlo en farmacias. No utilizar líquidos desconocidos.
- Puede usar compresas frías sobre los ojos, los alivian y descongestionan.
- En el coche instale un filtro antipolen y viaje con las ventanillas cerradas, pudiendo usar el aire acondicionado en épocas de verano.
- Limpie con frecuencia y con aspiradora la tapicería de su coche.
- Utilice gafas apropiadas para bañarse en el mar, evitando el contacto de agua salada con los ojos.
- Dúchese con frecuencia todos los días, para eliminar el polen sobre su cuerpo.
- No fumar y evitar los lugares cargados de humo (discotecas, bares...).
- No tenga animales domésticos, sobretodo perros, gatos, cobayas, u otros que mantengan la crisis.
- No utilice lacas, perfumes, maquillaje, sprays.

• No tenga en su habitación alfombras, cortinas, peluches... Son objetos que acumulan polvo.

• Los días con fuerte viento procure no pasear, sobre todo cerca de árboles.

• Cierre las ventanas de su domicilio en las horas de luz solar, evitando la entrada del polen.

• Y sobre todo no utilice gotas, pomadas o colirios que le pueda recomendar un vecino o amigo no profesional de la salud, ya que no solamente no mejorará, sino que por el contrario puede empeorar el cuadro hasta límites insospechados, como la ceguera.

¿La conjuntivitis alérgica se cura?

No se cura definitivamente, se puede aliviar una vez que aparece la crisis, y lo más importante es que se puede evitar su aparición no poniéndonos en contacto con el alérgeno que la produce y que es conocido por nosotros.

Cómo aliviar los síntomas

Usted puede tratar los síntomas leves con medicinas que puede comprar sin receta médica en las farmacias o supermercados.

Las *gotas lubricantes* de ojos (a veces llamadas lágrimas artificiales), o el suero fisiológico estéril, pueden utilizarse para lavar los ojos y bajar la hinchazón.

Los antihistamínicos en pastillas (tales como el Benadryl, Chlor-Trimeton) pueden reducir la picazón, el enrojecimiento, la hinchazón y la incomodidad.

Hay que tener en cuenta que producen somnolencia, y no se puede conducir vehículos mientras se están tomando.

También puede usar compresas frías sobre los ojos para aliviar los síntomas (use una toalla pequeña con agua fría o envolviendo un cubo de hielo).

¿Qué otros tratamientos están disponibles?

Si las compresiones de agua fría y los medicamentos sin receta médica no están aliviándolo, su doctor le puede recetar una medicina.

Es posible que su médico le recomiende usar unas gotas para los ojos con una combinación de antihistamínicos y descongestionantes.

Esta medicina alivia los síntomas y detiene su regreso.

Las gotas están disponibles sin receta médica (algunos nombres son: Clear Eyes ACR, Naphcon-A, Visine A.C) y con receta médica (nombre de marca: Vasocon-A). Estos medicamentos no se pueden usar más de dos semanas.

Una nueva medicina, Ketorolac trometamine (nombre de marca: Acular), se puede usar a la vez que otros medicamentos para los ojos, como los utilizados contra el glaucoma (tensión alta en los ojos). Sin embargo, no es aconsejable en personas alérgicas al ibuprofén o aspirina, o si tiene un desorden en la sangre.

Levocabastine (nombre de marca: Livostin) y olopatadine (nombre de marca: Patanol) son otras medicinas que ayudan a aliviar los ojos con picazón y lagrimeo y que controlan los síntomas, evitando que regresen.

Si estos medicamentos no le dan suficiente alivio, su doctor le puede recomendar terapia de desensibilidad: su reacción alérgica se reduce o se detiene cuando se toman pequeñas dosis del alérgeno. Estas pequeñas dosis se aumentan poco a poco.

Ésta es una manera de controlar la conjuntivitis alérgica de largo tiempo (crónica).

Otros medicamentos que se pueden usar son las gotas de ojos con esteroides, pero, ya que pueden tener efectos secundarios serios, se usan sólo en casos de conjuntivitis alérgica grave.

Efectos secundarios de estos medicamentos

Todas las gotas para los ojos pueden causar quemazón y ardor en el ojo al comenzar a usarlas, pero esta sensación se va en unos minutos.

Cada medicina tiene su efecto secundario, que no ocurre muy a menudo, así que hable con su médico antes de decidir usarlas.

No debe usar lentillas mientras está usando las gotas para los ojos.

¿Cuántos tipos de conjuntivitis existen?

Se pueden distinguir varios tipos como:

CONJUNTIVITIS ATÓPICA

- Se conoce con el nombre de *fiebre del heno.*
- Aparece en los meses de máxima polinización.
- Se acompaña de rinitis (inflamación de la mucosa de la nariz) y a veces de asma bronquial.

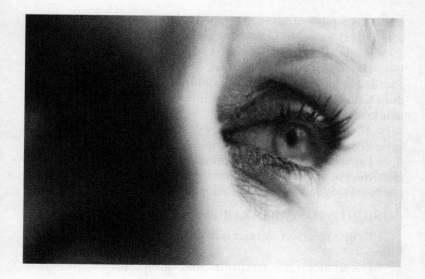

- Los síntomas típicos son: escozor, lagrimeo, enrojecimiento de los ojos, molestias durante la exposición a la luz (fotofobia) e hinchazón de los párpados.
- Empeora en los días de viento, y mejora con la lluvia o la humedad.
- Suele ser producida por el polen, los hongos y los ácaros del polvo (en el caso de los dos últimos, los síntomas persisten durante todo el año, pero son más intensos en primavera y otoño y en ambientes con mucha humedad).
- Es una reacción alérgica benigna.
- Dura unas semanas y responde muy bien al tratamiento.
- Se trata con antihistamínicos locales o por boca, así como con productos llamados «estabilizadores de membrana» (el cromoglicato en forma de colirio es uno de ellos).
- Las vacunas antialérgicas pueden ser un buen complemento como tratamiento de base.

CONJUNTIVITIS VERNAL

- Aparece entre los seis y los veinte años de edad, con antecedentes alérgicos.
- Es más frecuente en los varones.
- Los síntomas son: picor, fotofobia y lagrimeo, junto a la pre-

sencia de papilas en forma de empedrado (aumento de partes de la conjuntiva) y producción de moco viscoso.

- Puede afectar a uno o a los dos ojos.

- Hay dos formas: estacional, que aparece en la primavera y guarda relación con la hipersensibilidad al polen, y perenne, que dura todo el año y muestran sensibilidad a los ácaros y mohos del medio ambiente.

- Al cabo de siete u ocho años de comenzar con los síntomas, suele desaparecer espontáneamente.

- Las vacunas y los tratamientos con antihistamínicos son poco efectivos, por lo que se usan los corticoides en forma de colirio, siempre bajo la vigilancia del oftalmólogo.

CONJUNTIVITIS PAPILAR GIGANTE

- Es una reacción alérgica o inflamatoria debido al uso de lentillas.

- Los síntomas más frecuentes son: enrojecimiento, quemazón, picor y producción de moco.

- La solución es dejar de utilizarlas, aunque con el uso de productos distintos, una limpieza de éstas, o el uso de lentes de contacto desechable de forma diaria, permite seguir utilizándolas.

CONJUNTIVITIS POR CONTACTO

- Es producida por una serie de sustancias como los colirios, cosméticos y materiales que primero han tenido contacto con las manos y luego al frotarse los ojos se han introducido.

RECUERDE

- El ojo está formado por una parte externa que es la córnea, conjuntiva, iris y la pupila. Y una parte interna formada por el cristalino, humor vítreo, retina y nervio óptico.
- Es el órgano que recibe las imágenes del exterior para analizarlas en el cerebro.
- La conjuntivitis alérgica es la inflamación de la conjuntiva del ojo como respuesta a una agresión de alguna sustancia del exterior.
- Se produce por un factor hereditario y alergenos del medio ambiente como pólenes, ácaros, contaminación ambiental, vegetales...
- Los síntomas más frecuentes son picor, escozor, hinchazón, enrojecimiento de los ojos y molestias con el sol.
- No daña la visión
- La única forma de prevenir los síntomas es evitar la exposición a los alergenos que la provocan o empeoran.
- No se cura definitivamente, pero se puede aliviar.
- Se trata con gotas lubricantes, antihistamínicos para aliviar el picor o esteroides en casos rebeldes.
- Hay cuatro tipos de conjuntivitis: atópica, vernal, papilar gigante y por contacto.

RINITIS ALÉRGICA

Anatomía de la nariz

La nariz es el órgano del cuerpo humano, que se encuentra situada en el centro de la cara.

Está formada por huesos y cartílagos.

El tamaño y la relación entre los huesos y los cartílagos que la integran determinan el tamaño y la forma de la nariz, distinguiéndonos unos de otros. Pertenece al conjunto determinado *tracto respiratorio alto*, que se compone de cuatro estructuras principales: la nariz, la boca, la faringe y la laringe.

Está rodeada de unas cavidades, ubicadas en los huesos de alrededor y comunicadas por conductos y aperturas hacia el interior de la cavidad nasal, llamadas senos paranasales.

Funciones de la nariz

La nariz es por donde, principalmente, el aire entra al aparato respiratorio (faringe, laringe, tráquea y pulmones).

Sus funciones son:

- Calentar el aire; fundamentalmente para conseguir una temperatura parecida a la del cuerpo humano, evitando reacciones locales por exposición de la mucosa del interior de la nariz al frío.
- Humedecer el aire evitando que se reseque la mucosa nasal.
- Filtrar el aire que ingresa a los pulmones para eliminar las sustancias extrañas que pueden ser perjudiciales para el cuerpo, y producir infecciones pulmonares, e incluso reacciones alérgicas como la rinitis, sinusitis o asma.
- Percibir los olores; en el interior de la nariz hay unos receptores o células especializadas en percibir los olores, es lo que denominamos sentido del olfato.

Funciones de los senos paranasales

Los senos paranasales cumplen unas funciones determinadas, que ayudan a las que cumplen la nariz, y son:

Anatomía de la nariz

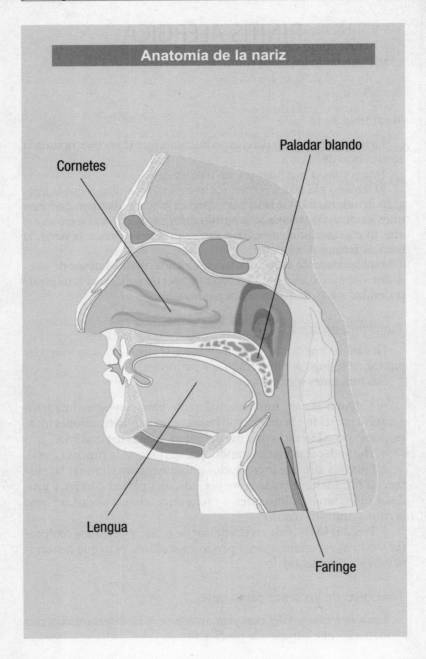

Paladar blando

Cornetes

Lengua

Faringe

- Colaborar con la humidificación y calentamiento del aire.
- Actuar como cajas de resonancia para la voz; por eso, cuando se inflaman tanto los senos como la nariz, tenemos una voz gangosa.
- Aliviar el peso de los huesos a los que pertenecen, al ser unas cavidades huecas.
- Reducir el peso de la cabeza.

Cuando se produce la inflamación de los senos paranasales, se produce una enfermedad que se denomina *sinusitis*.

¿Qué es la rinitis alérgica?

Es la inflamación de la mucosa (membrana interna) y las estructuras internas de la nariz, que aparece generalmente de forma crónica, ya sea intermitente o recurrente, o de forma continua. Se presenta en personas de cualquier edad, aunque es hereditaria. Puede mantenerse durante toda la vida o por períodos prolongados.

¿Por qué se produce?

Por una reacción aprendida del cuerpo humano, al ponerse en contacto con la mucosa de la nariz algunas partículas del exterior (no

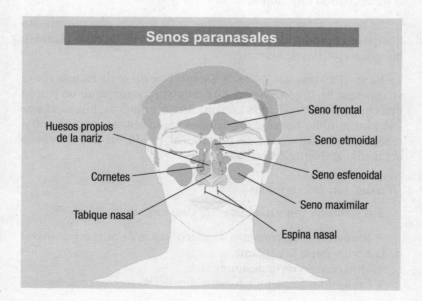

Senos paranasales

Seno frontal
Seno etmoidal
Seno esfenoidal
Seno maximilar
Espina nasal
Huesos propios de la nariz
Cornetes
Tabique nasal

perjudiciales para la mayoría de las personas, lo que estimula la producción de ciertos anticuerpos (IgE), que son los responsables de la liberación de ciertas sustancias químicas como la histamina, que producen la inflamación y que causan todos los síntomas característicos de este padecimiento.

¿Cuáles son sus causas?

En la gran mayoría de las personas, se cuenta con antecedentes alérgicos en general por una o ambas familias, por lo que tiene un carácter hereditario o genético.

Se calcula que el riesgo de sufrir rinitis alérgica aumenta hasta un 30 por 100 si la madre o el padre padecen alergias, y por encima del 50 pr 100 si ambos son alérgicos.

Lo que se hereda es la predisposición o capacidad para crear alergias, pero se necesita exponerse de forma repetida o continua a partículas que se inhalan o se ingieren, llamadas alérgenos, para que se despierte el fenómeno de la alergia.

La RINITIS ALÉRGICA ESTACIONAL, que se da en primavera, verano y otoño, está producida por el polen de gramíneas, de pino, de parietaria o de artemisa, y por los mohos que flotan en el aire y entran en la nariz cuando respiramos.

La RINITIS ALÉRGICA PERENNE, que se da todo el año por mucho tiempo, está producida por los mohos, el polvo de las casas (ácaros), hongos y epitelios de animales.

La RINITIS APERIÓDICA O NO ALÉRGICA, que no se da en una época en concreto, los síntomas aparecen o desaparecen sin seguir un patrón determinado, es producida por productos químicos, humo, el aire frío y los cambios hormonales debidos a la menstruación y al embarazo, o simplemente la rinitis profesional, producida por sustancias del medio ambiente del trabajo.

¿Cuáles son sus síntomas?

Sus síntomas son variados; entre ellos destacan:

- Rinorrea (escurrimiento de moco) hacia delante o por detrás de la nariz y hacia la garganta.
- Obstrucción o congestión nasal.
- Estornudos frecuentes, habitualmente con accesos prolongados.

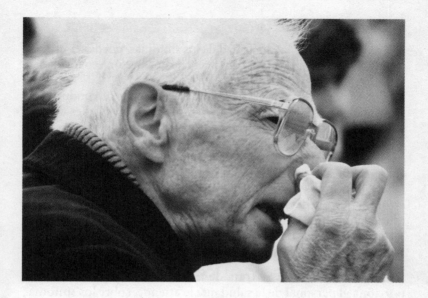

- Picor, coriza o comezón nasal.
- Falta de olfato.
- Se puede acompañar de otras molestias como: comezón de los ojos, lagrimeo, intolerancia a la luz, dolor de cabeza en la zona de la frente y nariz, resequedad de nariz, sangrado mínimo o franco de las fosas nasales, costras de moco, picor de oídos, sensación de oídos taponados, picor de garganta y/o paladar, carraspera, ardor de garganta por las mañanas o tos franca.
- Si se acompaña de molestias en los ojos, se denomina rinoconjuntivitis alérgica o *fiebre del heno.*

¿Es una enfermedad frecuente?

La rinitis alérgica es el padecimiento alérgico más frecuente, a cualquier edad.

Se calcula que aproximadamente entre un 10 y un 15 por 100 de la población general la padece, y, en sí, es la enfermedad de la nariz que se produce más frecuentemente.

En el Perú, sobre todo en las ciudades de la costa, es una afección muy común.

¿Cómo me puede afectar?

Dependiendo de la intensidad de los síntomas, puede ser incapacitante, o disminuir la calidad de la vida de una persona en forma significativa.

Puede mermar la capacidad de trabajar eficazmente, conducir con seguridad o participar plenamente en muchas actividades diarias, aunque por sí mismo el padecimiento no es peligroso.

La mayoría de la gente que padece rinitis alérgica, la tiene en grado leve y que no interfiere con sus actividades normales, sin embargo, en muchos casos, a pesar de no ser tan leve, tienden a restarle importancia, hasta que se aprende a vivir con las molestias; pero esto es un error, ya que puede derivar en complicaciones serias, que requieren tratamientos más complicados y más costosos.

¿Cómo se diagnostica?

- Historia clínica: Se trata de la información que usted proporciona al personal de la salud que le atiende, sobre los síntomas que padece, la época de aparición, su duración, su frecuencia y los posibles desencadenantes.

- Rinoscopia anterior: Se realiza mediante un aparato (rinoscopio) que se introduce en el interior de la nariz. Se puede ver la mucosa nasal y apreciar las diferencias de coloración o aumento de tamaño de los cornetes (huesos nasales), la presencia o no de pólipos.

- Pruebas cutáneas con alérgenos: Los ácaros del polvo doméstico, pólenes de epitelios, etc. nos ofrezcan información de las posibles causas desencadenantes.

- Rinomanometría o medición del pico inspiratorio nasal: Mide la presión del paso del aire a través de la nariz, para conocer la intensidad de su rinitis.

- Radiografía de senos o TAC/escáner: Nos da información de probables complicaciones o enfermedades asociadas, por ejemplo, la sinusitis.

¿Cómo se puede prevenir?

Se deben de tomar medidas de control sobre el ambiente para evitar las causas de origen alérgico, y poder prevenir los síntomas.

- No fume o evite el humo de tabaco en el ambiente.

• Mantenga un registro de sus síntomas y, si puede, asocie una causa a cada uno de ellos.

• Evite cosas que le hayan causado síntomas en el pasado, como animales domésticos, el polen de los pastos, las malezas, las flores y los árboles, los mohos y el polvo de las casas.

• Permanezca dentro cuando los niveles de polen y de moho sean altos, evitando salidas al campo en los meses de mayo y junio con sol y viento.

• Permanezca lejos de sustancias y de gases que irriten sus ojos y nariz.

• Si es usted alérgico a los gatos o a los perros, no los deje en casa, manténgalos fuera de su habitación.

• Bañe a su gato o al perro una vez a la semana con agua tibia. La caspa de los gatos a menudo causa ataques de asma. La caspa permanece durante meses en la casa, aunque usted saque al gato.

• Lave toda su ropa de cama (sábanas, cubrecamas...) en agua muy caliente todas las semanas. Esto mata muchos de los ácaros del polvo que viven en la ropa de cama.

• Puede disminuir la cantidad de ácaros de la casa con una buena ventilación, disminuyendo la humedad del ambiente o utilizando acarizidas (productos específicos contra estos animalitos).

• Use forros de plástico en su colchón y almohadas.

• Retire de su habitación los animales de peluche y otros objetos que acumulen polvo.

• Utilice persianas o cortinas lavables, no cortinas de tela gruesa.

• Para quitar el polvo, use una mopa húmeda todas las semanas.

• Limpie o recambie los filtros del sistema de calefacción y aire acondicionado de forma regular.

• Comience a usar sus medicinas para la rinitis dos semanas antes de la fecha en que generalmente empiezan las alergias de primavera, verano u otoño.

¿Qué otros tratamientos están disponibles?

Hay que tener en cuenta que cuando se reduce o eliminan por completo los alérgenos responsables, se disminuye al mismo tiempo la necesidad de uso frecuente o continuo de medicamentos, e incluso, evitar la inmunoterapia o vacunas para la alergia.

Entre los tratamientos más empleados, destacan:

ANTIHISTAMÍNICOS

Quitan la mayoría de las molestias como el picor, el agüilla y los estornudos. Existen una gran variedad, incluso, se asocian a descongestivos para mejorar el efecto, sobre todo si se tiene obstrucción de la nariz.

ANTIINFLAMATORIOS, (DEL TIPO DE ESTEROIDES O CORTISONAS)

Se pueden aplicar directamente en la nariz o por vía oral. Mejoran la obstrucción de la rinitis si es crónica. No se recomienda el uso de cortisonas inyectadas de alta potencia y de larga duración como tratamiento de la alergia, debido a la alta posibilidad de efectos secundarios a largo plazo.

¿Cómo funcionan las vacunas para la rinitis?

La vacuna para la alergia o inmunoterapia consiste en aplicar dentro de la piel aquellos alérgenos a los que una persona resulta alérgica, en forma de diluciones, y por medio de inyecciones repetidas, en dosis lenta, pero progresivamente mayores, y durante un tiempo prolongado (habitualmente de 2 a 3 años).

Este sistema de tratamiento logra producir una serie de cambios inmunológicos (el sistema defensivo del cuerpo humano produce unos anticuerpos y células especializadas) que bloquean al final de cuentas la reacción alérgica natural que se tenía, con mayor o menor eficacia.

En la mayoría de los casos el bloqueo es total y sostenido, durante muchos años o incluso por toda la vida; sin embargo, existen casos en los que la desensibilización no es completa o se tiende a perder de forma relativamente rápida.

En general, a mayor intensidad de la alergia, son menores las posibilidades de una curación definitiva.

¿Cómo evoluciona la rinitis a lo largo de los años?

Cuando se inicia en la infancia, aproximadamente la mitad de los casos entrarán en remisión (se curarán) antes de los 14 años de edad.

Sin embargo, más de la mitad volverán a tener síntomas en la edad adulta, de mayor o menor gravedad.

Cuando la rinitis comienza en la edad adulta, generalmente ya no desaparece de forma natural.

La rinitis alérgica, es sólo una de las formas de presentarse las alergias respiratorias, y raramente es la única manifestación alérgica en ellas, pues frecuentemente se asocia a conjuntivitis (alergia en los ojos), otitis media (alergia en los oídos), sinusitis(inflamación de los senos paranasales), crecimiento de las amígdalas o vegetaciones, y asma bronquial.

De hecho, todos éstos padecimientos pueden ser complicaciones de una alergia inicialmente en la nariz, a la que no se le ha hecho caso o no ha tenido un tratamiento suficientemente efectivo; aunque no se trata de todos los casos existentes.

En los niños la mala respiración puede conducir a alteraciones del sueño y deformidades en el crecimiento de los dientes, requiriendo ser visto por un dentista.

La extirpación de las vegetaciones puede aliviar la obstrucción de la nariz en niños, pero se debe recordar que son la puerta de entrada del aparato respiratorio y que, por ello, han de conservarse siempre que sea posible, evitando quitarlas de forma innecesaria.

En el adulto, la complicación principal es la asociación de rinitis con sinusitis polipoidea (formación de pólipos en el interior de las cavidades que desembocan hacia la nariz) e intolerancia a los antiinflamatorios. También se puede producir la enfermedad denominada apnea del sueño (dificultad para respirar, ronquidos, somnolencia durante el día, irritabilidad, pérdida de memoria, alteración del apetito sexual...).

¿Hay otros tipos de rinitis que no sean alérgicas?

Sí, existen otros tipos de rinitis que no se relacionan con alérgenos que produzcan una reacción alérgica, cómo son:

● **Rinitis vasomotora:** Es una enfermedad muy frecuente, cuyos síntomas se deben a la dilatación o apertura de los vasos sanguíneos de la mucosa nasal, a consecuencia de cambios bruscos de temperatura o cambios de la postura.

● **Rinitis debida a medicamentos:** El abuso, cada vez más frecuente, de fármacos vasoconstrictores (medicamentos que cierran los vasos sanguíneos de la nariz), de aplicación local, puede dar lugar a esta forma de rinitis, que se caracteriza por atrofia (pérdida de volumen) de la mucosa nasal, y a consecuencia de ello, perder su función. Es típica la desaparición del sentido del olfato, por lo que hay que tener mucho cuidado a la hora de utilizar estos aerosoles en la nariz, que se compran sin receta en la farmacia, y se usan de forma prolongada y sin vigilancia médica.

● **Rinitis infecciosa:** Está producida por virus, y constituye el primer síntoma de los catarros.

RECUERDE

- La nariz está formada por huesos y cartílagos y rodeada por cavidades que desembocan en ella, llamados senos paranasales.
- Sus funciones son calentar, humedecer y filtrar el aire, además de analizar los contenidos del aire («oler»).
- Los senos paranasales colaboran con la humidificación y calentamiento del aire, e incluso actúan como caja de resonancia para la voz.
- La rinitis alérgica es la inflamación de las estructuras internas de la nariz, de causa alérgica y de carácter hereditario.
- Hay tres tipos de rinitis: estacional (por polen), perenne (por ácaros) y aperiódica o no alérgica (por humo, aire frío).
- Sus síntomas son la congestión nasal, estornudos, picor, falta de olfato y otro tipo de molestias.
- La rinitis alérgica es el padecimiento alérgico más frecuente a cualquier edad.
- Suele ser una enfermedad leve, aunque suele limitar la vida de los pacientes por su carácter crónico.
- Se diagnostica por la historia clínica, rinoscopia anterior, pruebas cutáneas, rinomanometría y radiografía de senos o escáner.
- Se puede prevenir tomando medidas de control sobre el ambiente, como evitando el humo del tabaco.
- Los tratamientos más empleados son los antihistamínicos (evitan el picor) y antiinflamatorios (mejoran la obstrucción de la nariz).
- Las vacunas no son del todo eficaces en la rinitis y en general a mayor intensidad de los síntomas, menor posibilidad de curación.
- Cuando se inicia en la infancia, el pronóstico es mejor que en el adulto, cuando suele ser crónica, sin remisiones y con complicaciones como la *apnea del sueño*.
- Hay otros tipos de rinitis no alérgica como la rinitis vasomotora (por cambios bruscos de temperatura), rinitis por medicamentos y rinitis infecciosa (por virus, bacterias...).

ASMA BRONQUIAL

Anatomía de los pulmones

Los pulmones son un par de órganos (dos masas esponjosas de color rojizo) que se encuentran en la cavidad del tórax, a ambos lados del corazón, y que ocupan la mayor parte de ella.

Están formados por lóbulos o partes. El pulmón derecho tiene un lóbulo superior, uno medio y otro inferior. El pulmón izquierdo tiene sólo un lóbulo superior y otro inferior, ya que el corazón ocupa la parte en la que se encuentra el lóbulo medio en el pulmón derecho.

Están rodeados por dos finas capas (o pleura) que crean un espacio normalmente muy angosto llamado espacio pleural, el cual tiene una pequeña cantidad de líquido que facilita que en la respiración se desplacen los pulmones dentro de la cavidad torácica.

En su interior existen diversos conductos o ramificaciones que se llaman *bronquios* y *bronquiolos*, terminando en unos sacos llamados *alveolos pulmonares* que tienen a su vez unas bolsas más pequeñas o vesículas pulmonares, rodeadas de una multitud de capilares (vasos que llevan la sangre) y por donde pasa la sangre y se purifica.

Función de los pulmones

La función principal es la *respiración*.

Se trata de un proceso involuntario y automático, que no se controla conscientemente, en que se extrae el oxígeno del aire que inspiramos o introducimos en los pulmones y se expulsan los gases de desecho (cómo dióxido de carbono o gas carbónico) con el aire que espiramos o expulsamos al exterior.

Tiene tres fases:

INTERCAMBIO EN LOS PULMONES

- El aire entra por la nariz, donde se calienta y humedece.
- Luego pasa a la faringe, sigue por la laringe y penetra en la traquea.
- A mitad de la altura del pecho, la traquea se divide en los bronquios y se sigue de los bronquiolos hasta llegar a los alveolos.

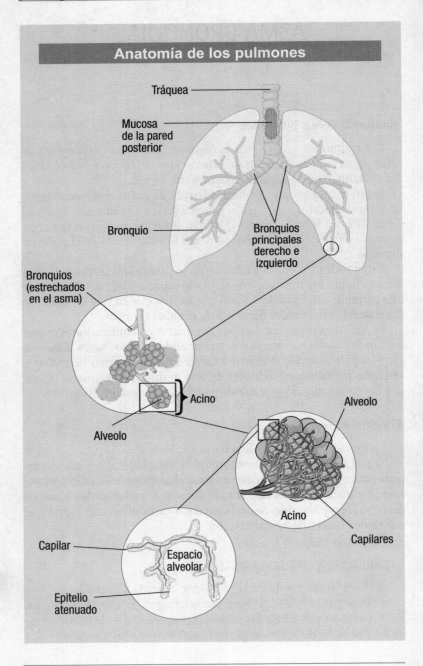

Anatomía de los pulmones

Tráquea

Mucosa de la pared posterior

Bronquio

Bronquios principales derecho e izquierdo

Bronquios (estrechados en el asma)

Acino

Alveolo

Alveolo

Acino

Capilares

Capilar

Espacio alveolar

Epitelio atenuado

• Vuelve a salir al exterior gracias a los movimientos respiratorios, que son la inspiración y la espiración.

• En la inspiración, el aire penetra en los pulmones porque éstos se hinchan al aumentar el volumen de la caja torácica, porque el diafragma (músculo que separa el tórax del abdomen) desciende y las costillas se levantan.

• En la espiración, el aire es arrojado al exterior ya que los pulmones se comprimen al disminuir de tamaño la caja torácica, pues el diafragma y las costillas vuelven a su posición normal.

TRANSPORTE DE GASES

• El oxígeno que llega a los alveolos es llevado por los glóbulos rojos de la sangre hasta el corazón.

• De aquí se distribuye por todas las arterias, llegando a las células del cuerpo humano.

• El dióxido de carbono es almacenado en parte por los glóbulos rojos y en parte por el suero de la sangre.

• Se transporta por las venas hasta el corazón y de allí es llevado a los pulmones para ser arrojado al exterior.

RESPIRACIÓN DE LAS CÉLULAS

• Toman el oxígeno que les lleva la sangre y lo utilizan para quemar los alimentos que han absorbido.

• Producen la energía que el cuerpo necesita y en especial el calor que mantiene la temperatura del cuerpo humano a unos 37 grados centígrados.

¿Qué es el asma bronquial?

Se trata de una enfermedad inflamatoria crónica de los bronquios que se caracteriza por el cierre brusco de su musculatura, y aumento de moco en su interior, con dificultad para expulsarlo.

¿Cuáles son sus síntomas?

• Sensación de falta de aire o ahogo (disnea).
• Pitidos o silbidos en el pecho al respirar (sibilancias).
• Tos (especialmente por la noche).
• Expectoración espesa o moco, que cuando se expulsa, se hace en forma de moldes que asemejan el grosor de los bronquios.

Los síntomas suelen ser más frecuentes por la noche y son de carácter reversible, es decir, con tratamiento adecuado se vuelve al estado normal de la persona.

¿Qué es una crisis asmática?

Es un proceso agudo y brusco debido al estrechamiento de los bronquios, de corta duración y con buena respuesta al tratamiento.

Se distingue del *status asmático,* en que éste no responde a la medicación habitual, se prolonga durante horas y requiere tratamiento en el hospital.

Muy a menudo, el ataque de asma va precedido de ligeros trastornos parecidos a un corto resfriado: crisis de estornudos, catarro, dificultad para respirar o sensación de opresión en el pecho; ocurriendo a veces al entrar en determinados lugares, al sentir ciertos olores o al manipular algunos materiales.

Los primeros síntomas de la crisis asmática suelen ser perfectamente reconocidos por el enfermo, que está intranquilo, ansioso, deprimido o con problemas para dormir. Uno de los primeros signos es la pérdida de olfato, que generalmente se recupera al final de la crisis.

El cuadro típico comienza con una tos rabiosa, sin expectorar, opresión en el pecho y sensación de ahogo; muy pronto la sensación de ahogo se convierte en angustiosa «necesidad de aire», que causa al paciente gran preocupación, porque a pesar de sus esfuerzos no logra que la respiración sea eficaz.

El asmático busca una postura que le ayude a respirar: si está en la cama, se sienta con los brazos haciendo fuerza contra el colchón para mantener altos los hombros y si está de pie, se mueve ansiosamente en busca de aire, o se sienta a horcajadas sobre una silla, apretando el respaldo como para favorecer la función de los músculos respiratorios.

La angustia está dibujada en su cara pálida, cianótica (de color azulado), con sudor frío, con los ojos muy abiertos, y es incapaz de decir palabra alguna.

Los músculos del cuello, pecho y abdomen están contraídos, pero el tórax se mantiene en expansión, realizando movimientos superficiales de inspiración corta y siendo expulsado el aire de nuevo con esfuerzo, emitiendo un silbido característico.

La duración de estos ataques es entre unos minutos a una o varias horas. Luego, poco a poco, la respiración se vuelve normal, se produce un alivio y la tos se vuelve húmeda, apareciendo una expectoración blanca, y con moco pegajoso.

La tensión muscular desaparece y sobreviene un cansancio que conduce al paciente al sueño.

Una vez superada la crisis asmática, podemos reanudar las actividades diarias.

En las formas más intensas de asma, y cuando los accesos son cada vez más seguidos, se mantiene una situación de dificultad para respirar que se agrava al más mínimo esfuerzo y por una tos rabiosa.

Si no es tratada adecuadamente se convierte en un estado permanente: las dificultades respiratorias son continuas, la tos es crónica, cualquier pequeño esfuerzo, emoción o cambio de temperatura puede provocar que los síntomas del asma se hagan graves.

¿Cuáles son sus causas?

El asma tiene un componente hereditario, y esta característica se mantiene toda la vida, no se cuenta con métodos para curar esta predisposición.

Sin embargo, para que se manifieste, se necesita la exposición en edades tempranas de la vida a factores de riesgo, siendo los más importantes:

● Humo del tabaco (incluyendo la inhalación del mismo por la madre embarazada).

● Ácaros del polvo de la casa.

● Hongos relacionados con la humedad.

● Pelos de mascotas (perros, gatos, cabras, caballos, ovejas) y cucarachas.

● Lana de los colchones.

● Plumas de aves.

● Harina de cereales.

● Fibras vegetales (lino, algodón, cáñamo).

● Alimentos: huevos, leche y sus derivados, carne, pescado, crustáceos, algunas frutas (melocotón, manzanas) o verduras (por ejemplo, espinacas).

Podemos encontrar básicamente dos tipos de asma:

ASMA EXTRÍNSECO

Los agentes causantes de la enfermedad son externos al cuerpo humano, y la mayoría de las veces de origen alérgico.

ASMA INTRÍNSECO

Los agentes causantes son internos al cuerpo humano.
El asma bronquial se considera una enfermedad alérgica, pero hay que tener en cuenta que:

- 1/3 de los casos son de origen alérgico.
- 1/3 se debe a complicaciones de infecciones respiratorias, sobre todo en personas muy jóvenes y en ancianos. Puede tratarse incluso de infecciones leves (como por ejemplo, un simple resfriado), debidas a los virus y bacterias que con frecuencia producen inflamación de las vías respiratorias.
- 1/3 de los casos son producidos por tensiones emocionales y el estrés.

¿Cuáles son los factores que desencadenan el asma?

Hay que distinguir muy bien entre lo que son las causas de asma (que se han comentado en el punto anterior) y los desencadenantes de los síntomas o crisis de asma.

En la gran mayoría de los casos, sobre todo en el niño mayor de 5 años, el adolescente y en el adulto joven, el asma está causado por alergia a un agente del ambiente que es inhalado o respirado y produce la inflamación de los bronquios.

El paciente asmático que tiene sus bronquios inflamados puede sufrir una crisis desencadenada por muchos motivos:

ALÉRGENOS POR INHALACIÓN

El polen de las plantas, las esporas de los hongos, el pelo de los animales y los pequeños parásitos de la piel.

OLORES FUERTES

ÁCIDO ACETILSALICÍLICO Y OTROS FÁRMACOS

En algunos pacientes alérgicos, la aspirina puede desencadenar un ataque asmático.

AMBIENTE

Algunas personas desarrollan los síntomas de asma en condiciones ambientales que facilitan la concentración de sustancias atmosféricas contaminantes y alérgenos.

Esto se da más frecuentemente en las grandes ciudades o en zonas de mucha industria. Estos pacientes mejoran fueran de su lugar de trabajo, durante las vacaciones, fines de semana y períodos de baja.

PROFESIÓN

Las sustancias que pueden provocar asma y que se emplean en la industria, sobre todo en la química, son muy numerosas. En la práctica, cualquier sustancia presente en el lugar de trabajo puede provocar un ataque de asma, por lo que en cualquier sector laboral pueden registrarse manifestaciones alérgicas.

INFECCIONES

Una infección de las vías respiratorias es un estímulo común a la hora de producir un ataque de asma o empeorar sus síntomas, sobre todo las que se producen por virus.

EJERCICIO FÍSICO O DEPORTE

Una intensa actividad física puede provocar también un ataque de asma, entre 5 y 20 minutos después de completar el ejercicio o en el curso del mismo, siendo un problema grave y difícil de manejar, sobre todo en la infancia, ya que los niños se someten mal a una limitación de su actividad recreativa.

ESTRÉS EMOCIONAL

La relación que existe entre una determinada personalidad, los traumas psicológicos y la aparición de asma no está muy clara, pero es muy probable que la naturaleza psíquica de una persona intervenga en la causa de, al menos, la mitad de las crisis de asma.

¿Es una enfermedad frecuente?

El asma es la enfermedad crónica más frecuente en la infancia, afectando entre el 10 y 18 por 100 de los niños; se da más en los niños que en las niñas.

En los adultos jóvenes, es más frecuente en las niñas. Más tarde afecta por igual a ambos sexos.

Se estima en un 3 a 7 por 100 en la población adulta.

Entre el 25 y el 35 por cien de los hijos de padres asmáticos alérgicos heredan la enfermedad.

En los últimos años, la frecuencia del asma entre los menores de quince años se ha duplicado en los países industrializados.

¿Cuántos tipos de asma existen?

Dependiendo de la evolución de los síntomas existen varios tipos que se citan a continuación:

ASMA INTERMITENTE O EPISÓDICO

La enfermedad cursa con fases de crisis asmáticas y fases sin síntomas. La persona hace su vida normal.

ASMA CRÓNICO O PERSISTENTE

Los síntomas son más o menos permanentes y sostenidos con períodos de empeoramiento.

Dependiendo de la gravedad de la enfermedad:

ASMA LEVE

Cuando la enfermedad no interfiere con las actividades cotidianas y es de sencillo control con medicamentos. Los síntomas aparecen una vez al mes aproximadamente.

ASMA MODERADO

Sólo interfiere en ocasiones con las actividades normales, y a veces, requiere tratamientos más agresivos para su control. Los síntomas pueden aparecer todos los días.

ASMA SEVERO O GRAVE

Es el que interfiere seriamente con las actividades cotidianas, implicando un control estricto y con varios medicamentos, incluso cursa con episodios que ponen en peligro la vida de la persona (como en el caso ya conocido de status asmático). Los síntomas aparecen todos los días e incluso tienen crisis por la noche.

Nivel de asma	Síntomas	Síntomas nocturnos
Leve intermitente	< 1 por semana	2 veces al mes
Leve persistente	>1 por semana <1 por día	> 2 veces al mes
Moderado	Uso de fármacos a diario Alteración de actividad diaria	> 1 vez por semana
Severo	Limitación física continua	Frecuente

¿Cómo se diagnostica?

Se ha comprobado que el diagnóstico precoz de algunos tipos de asma en menores de tres años puede asegurar un mejor tratamiento. Se realiza el diagnóstico mediante:

- Historia clínica: a través de los síntomas asmáticos, como tos, constipados frecuentes y dificultad para respirar.

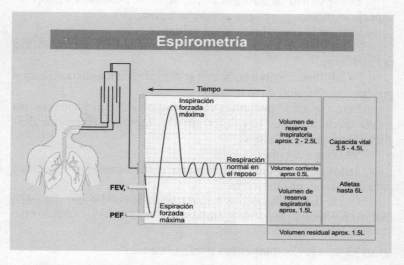

- Espirometría: Se trata de la prueba que demuestra la dificultad al paso de aire por los bronquios, y el mejoramiento de la misma espontáneo o con la utilización de inhaladores que abren la vía aérea. Consiste en soplar fuertemente por un tubo, después de haber tomado aire, y ver cuanto se expulsa, midiéndolo en una gráfica con unos valores determinados. Se puede volver a repetir tras recibir una dosis de inhalador, para comprobar la mejoría, así también nos puede ayudar para tratar mejor al paciente.

- Pruebas Cutáneas: *Prick test* (poniendo el alérgeno en la superficie de la piel) o intradermorreacción (inyectando el alérgeno en la piel). La reacción es positiva si aparece una roncha o zona rojiza que alcanza su punto máximo en los 10-20 minutos y desaparece al cabo de 1 o 2 horas, pudiendo aparecer también picor.

- Estudios en la Sangre: Se miden los niveles de inmunoglobulinas como las IgE, y algunas células de la sangre que son los eosinófilos.

¿Cómo se puede prevenir?

La forma de prevenir los síntomas del asma es controlando el medio ambiente, por lo que se debería:

• Protegerse del polvo de la casa, las personas que hagan limpieza de la casa deben usar mascarillas, o simplemente no ser ellas las que hagan el aseo de la casa.

• Evitar el uso de alfombras, juguetes de peluche y cualquier superficie rugosa que pueda acumular polvo.

• Ventilar la casa, abriendo las ventanas.

• Evitar vivir en lugares con mucha humedad, o contaminación del ambiente.

• En adultos es importante evitar la exposición a sustancias que produzcan síntomas en el trabajo.

• Evitar que los pacientes con asma consuman fármacos sin receta médica, ya que hay determinados medicamentos que desencadenan crisis de asma.

• No criar mascotas.

• Antes de hacer ejercicio, tomarse el medicamento específico para el tratamiento del asma.

• Evitar fumar cigarrillos o que fumen alrededor del paciente, incluso no hacerlo durante el embarazo.

¿Cuáles son los tratamientos más utilizados?

En el asma, los objetivos del tratamiento son dos:

• Eliminar las causas mediante la protección frente a los factores que desencadenan la crisis, como el polen, polvo..., las vacunas y la psicoterapia o tratamiento psicológico, sobre todo en los casos en que el asma tenga un componente psíquico.

• Control del ataque de asma mediante el estímulo del cierre de los bronquios, su inflamación y la formación de moco espeso.

MEDICAMENTOS QUE PREVIENEN EL ASMA

Corticoides inhalados

• Tienen un efecto anti-inflamatorio que actúa sobre la mucosa de los bronquios.

• Son los fármacos que se utilizan como primera opción por sus beneficios sobre los síntomas.

- Algunos de ellos son la budesonida (Pulmicort), beclometa-sona (Becotide, Becloforte, Beclo-asma) y la fluticasona (Flixotide, Flusonal).
- Utilizándolos a sus dosis adecuadas se toleran bien.
- Sus efectos secundarios más frecuentes son: cándidas en la boca y faringe, tos irritativa o seca, osteoporosis o disminución del crecimiento.

Cromonas

- Bloquean la reacción de las células de la sangre ante los alérge-nos, no produciendo inflamación y siendo capaces de controlar el asma en algunos pacientes.
- Algunos son: cromoglicato (Frenal), nedocromil sódico (Brionel, Tilad, Cetimil).
- Todos estos medicamentos se utilizan para mantener la enfer-medad sin síntomas.
- Deben tomarse regularmente.
- La falta de cumplimiento por el paciente es, actualmente, la mayor causa de fracaso en la curación del asma bronquial.

MEDICAMENTOS PARA LAS AGUDIZACIONES

Estos medicamentos se utilizan de forma ocasional cuando los síntomas de la enfermedad aumentan, con el objetivo de disminuir los síntomas en unos días:

Beta-2 Miméticos selectivos

- Relajan el músculo de los bronquios.
- Son inhalados.
- Los más utilizados son: Salbutamol y Terbutalina.
- Son de efecto inmediato (minutos) y de unas 2 a 4 horas de duración.
- Sus efectos secundarios: temblor y nerviosismo.
- Dejan de hacer efecto si se toman dosis exageradas y continuas (mal control del asma).

Esteroides

- Son antiinflamatorios.
- Producen por su toma habitual efectos secundarios graves como: retraso del crecimiento, osteoporosis, elevación de azúcar en sangre, infla-mación de los músculos, adelgazamiento de piel y vasos sanguíneos.

- Sólo se usan en casos rebeldes a otros tratamientos o en las crisis.
- Algunos son: cortisona, prednisolona...
- Se utilizan en pautas de 1 a 4 días, por lo que sus efectos secundarios son sólo de molestias gástricas, y luego se deben retirar poco a poco.

Teofilinas

- Son broncodilatadores, es decir, ayudan a abrir las vías aéreas.
- Tienen efectos secundarios a altas dosis como: dolor de cabeza, vómitos, malestar, incluso confusión y coma.
- Se debe ajustar cada dosis a cada individuo.
- Están cayendo en desuso, se tiende a utilizar cada vez con menos frecuencia.

TRATAMIENTO PSICOLÓGICO

Se ha demostrado que la psicoterapia o tratamiento psicológico en los niños que padecen asma bronquial da resultados beneficiosos, sobre todo si se centra en los cambios de ambiente durante una temporada lejos de la familia.

En algunos casos, es necesario que también los padres acudan al psiquiatra y se sometan a tratamiento de forma esporádica; en efecto, es conveniente que los padres resuelvan sus posibles problemas emocionales, para que no influyan en el desarrollo de la personalidad del niño y no empeoren su estado de enfermedad.

Incluso cuando el asma bronquial del niño sea alérgico o infeccioso, los padres deberían recibir asistencia de un psicólogo, para ser capaces de afrontar de modo realista la enfermedad del hijo, sin desarrollar una actitud de rechazo o de protección exagerada.

¿Cómo se usan los inhaladores o aerosoles?

Los inhaladores son pequeños dispositivos, fácilmente transportables, que liberan medicación en forma de aerosol para ser inhalada.

Al dispensarse en pequeñas dosis se puede conseguir un gran beneficio en el asma (y otras enfermedades del pulmón) sin grandes efectos secundarios.

La medicación está disuelta en un líquido y encerrada en un depósito hermético.

Éste se encuentra cubierto por una pieza de plástico, que al presionarla sobre el depósito libera medicación a través de una pieza que se pone en la boca.

Aplicación de los inhaladores

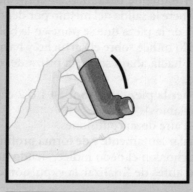

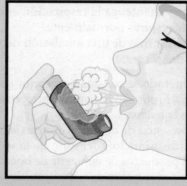

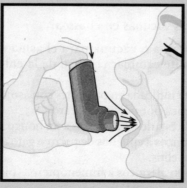

Hay que seguir una serie de pasos:

- Tome el inhalador en su mano.
- Agítelo vigorosamente para mezclar el medicamento y sobre todo para que se libere la salida del mismo por depósitos (residuos).
- Quite la tapa de la pieza que se pone en la boca.
- Ponga su dedo índice sobre el cartucho y hacia arriba, la pieza de plástico queda hacia abajo sobre la pinza del dedo pulgar y la palma de la mano.
- Debe de poner la pieza de la boca a 1 o 2 centímetros de los labios (o entre los labios).
- Sople todo el aire de sus pulmones.
- Vuelva a inhalar lentamente y de forma profunda, a la vez debe presionar el cartucho con el dedo índice, siendo necesaria la salida del medicamento antes de finalizar la expulsión de aire de forma total.
- Cierre la boca y mantenga la respiración al menos 10 segundos. Después puede respirar normalmente.
- Si debe de realizar más de una inhalación debe esperar entre 1 y 5 minutos entre una y otra.

Mediante este método se consigue un mejor depósito del medicamento en el pulmón, por ello hace más efecto, con un menor depósito en la boca y en la lengua.

Esto impide la presencia de molestias diversas como la sequedad de la boca, la afonía (disminución del tono de la voz) o la presencia de hongos (existen productos de enjuague de boca como Oraldine o Mycostatín para evitarlos o si se dan, disminuirlos).

¿Cómo actúan las vacunas en el asma?

La inmunoterapia o vacuna para el asma es el único tratamiento que permite cambiar el curso de la enfermedad e intentar su curación.

En general, está indicada en pacientes con asma bronquial y rinoconjuntivitis alérgica por pólenes y ácaros.

También puede estarlo en alérgicos a un hongo llamado Alternaria y en pacientes alérgicos a epitelios de perro o gato que no pueden evitar la exposición a ellos.

Es muy eficaz en alérgicos a himenópteros (picaduras de avispas y abejas).

Se administran los mismos productos que producen el asma bronquial en cantidades pequeñas para que el organismo se acostumbre a no rechazarlos, y en consecuencia el asma no aparezca.

Es un tratamiento a largo plazo, mediante la aplicación de inyecciones superficiales en la piel, con una frecuencia establecida y controlado por el especialista.

No se debe abandonar sin consultar con el médico responsable produciéndose sus efectos a los 2 o 3 años.

¿Cómo evoluciona el asma?

La evolución esperada es hacia la curación en una gran cantidad de los pacientes.

En la infancia, antes de los 4 años, un 11 por 100 de los niños tiene asma, y sólo un 4 por 100 lo padece después de los 18 años.

Más de la mitad de los niños con asma dejan de padecer esta enfermedad después de la pubertad.

Los factores de riesgo para seguir teniendo asma son:

- Comienzo del asma antes de los 2 años.
- Madre con asma.
- Pruebas de alergia positivas.
- Alteración de la función respiratoria de forma persistente.

Conclusiones

El conocimiento de la enfermedad, y su tratamiento por el paciente y su familia son muy importantes para mejorar la enfermedad.

Su médico debe indicarle qué hacer en caso de una crisis de asma o empeoramiento de la enfermedad.

El saber qué pasos seguir en la emergencia dará seguridad y tranquilidad al paciente y su familia.

Con las medidas que se han mencionado, es posible lograr, en casi todos los pacientes, una alta calidad de vida, menor ausencia en el colegio o en el trabajo, identificando y evitando los desencadenantes, y logrando una colaboración entre médico y paciente, siendo necesario para el mejor manejo de la enfermedad.

RECUERDE

- Los pulmones son un par de órganos que se encuentran en la cavidad del tórax y están formados por una serie de conductos o tubos llamados bronquios que se continúan de los bronquiolos y que acaban en unos sacos denominados alveolos.
- Su función principal es la respiración, que consiste en el intercambio de gases con el exterior, transporte de oxígeno al interior del cuerpo para la actividad de las células y expulsión de dióxido de carbono al medio ambiente.
- El asma bronquial es una enfermedad inflamatoria que afecta a los bronquios, produciendo su cierre y la producción de moco.
- Los síntomas más frecuentes son: sensación de falta de aire, pitos en el pecho, tos y expectoración de moco espeso.
- El asma tiene un componente hereditario y necesita la exposición en edades tempranas de factores de riesgo como el humo del tabaco, ácaros del polvo, hongos, fibras vegetales o alimentos.
- El paciente asmático puede sufrir una crisis asmática (cierre brusco de los bronquios) cuando se expone a los factores de riesgo previos. Tales factores son, tanto la causa de la enfermedad, como los culpables de que empeoren los síntomas en un momento determinado.
- Es la enfermedad inflamatoria crónica más frecuente en la infancia.
- Dependiendo de la gravedad de la enfermedad se distingue entre asma leve, moderado o grave, con distinta respuesta al tratamiento.
- Se diagnostica por la historia clínica, estudios de sangre y espirometría, sin olvidar las pruebas cutáneas.
- El tratamiento más utilizado es la evitar los factores de riesgo y bronco-dilatadores (alivian el cierre de los bronquios). En las crisis se asocian los corticoides y teofilinas.
- No hay que olvidar el tratamiento psicológico en los niños con asma, pues se ha visto su beneficio.

- Solo se trata con vacunas a los pacientes con asma bronquial y rinoconjuntivitis alérgica por pólenes, ácaros o insectos.
- La evolución del asma en gran cantidad de los pacientes es a la curación.

SABÍA USTED QUE....

- Existen 250.000 bronquiolos y 300 millones de alveolos, que desplegados ocuparían una superficie de 70 metros cuadrados, unas 40 veces la superficie de la piel.
- Los pulmones, junto a otros órganos que forman las vías respiratorias, constituyen el sistema respiratorio.
- Las vías respiratorias están formadas por la boca y las fosas nasales, la faringe, la laringe (es el órgano donde se produce la voz, contiene las cuerdas vocales y una especie de tapón llamado epiglotis para que los alimentos no pasen a los pulmones), y la tráquea (es un tubo formado por unos veinte anillos de cartílago que la mantienen siempre abierta, y que luego se divide en dos ramas: los bronquios, introduciéndose en el interior de los pulmones).
- Respiramos 17 veces por minuto y cada vez introducimos en la respiración normal 1 litro de aire.

URTICARIA

Anatomía de la piel

La piel es el órgano que recubre todo el cuerpo.
Está formada por tres capas:

- Epidermis: es la capa más superficial o externa de la piel.
- Dermis: está por debajo de la anterior; en ella se encuentran las glándulas que producen el sudor y el sebo o grasa, así como la raíz del pelo.
- Hipodermis: Es la capa más profunda de la piel y en ella se encuentran los vasos que llevan la sangre y nutren toda la piel.

La epidermis y la dermis forman el cutis, o lo que se entiende por la piel propiamente dicha.

Funciones de la piel

La piel tiene una serie de tareas a tener en cuenta:

PROTECTORA

Al ser la capa más externa del ser humano, actúa como barrera entre el hombre y el medio ambiente, y como enlace entre el mundo exterior y los órganos internos. Posee una superficie de 2 metros cuadrados, siendo el órgano más grande del cuerpo y debe cumplir un gran número de tareas de vital importancia.

Presenta una capacidad de resistencia y conserva o protege a los órganos internos de agresiones que puedan ser causadas por factores externos, como proteger frente a invasiones de microbios y poder resistir hasta cierto punto las influencias dañinas de ciertos productos químicos y el sol.

MANTIENE LA TEMPERATURA CORPORAL

Gracias a su capacidad de secreción o expulsión y evaporación (transpiración) de agua puede mantener la temperatura del cuerpo. Cuando la temperatura del medio externo es mayor, tendemos a sudar, y si la temperatura es menor, se cierran los poros de la piel impidiendo

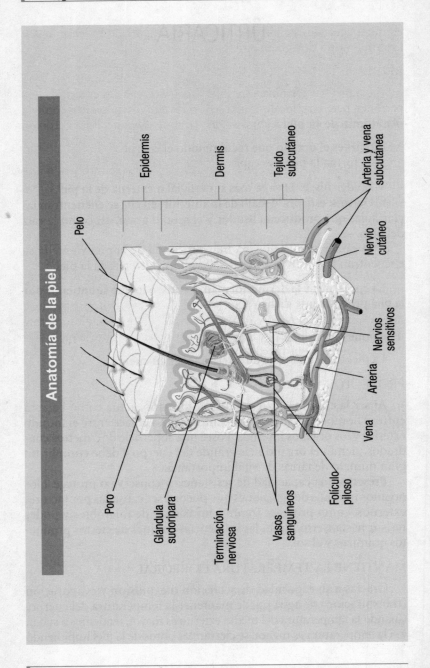

Anatomía de la piel

Epidermis

Dermis

Tejido subcutáneo

Pelo

Arteria y vena subcutánea

Nervio cutáneo

Nervios sensitivos

Arteria

Vena

Poro

Glándula sudorípara

Terminación nerviosa

Vasos sanguíneos

Folículo piloso

eliminar agua; de esta forma, estamos continuamente en relación con la temperatura del medio ambiente.

RECIBE ESTÍMULOS O FUNCIÓN SENSITIVA

En la piel hay terminaciones nerviosas y receptores especiales que permiten percibir y localizar una serie de estímulos mecánicos como la presión, el roce y la vibración, así como también la temperatura y el dolor.

ALMACENA GRASA

La hipodermis almacena tejido adiposo o graso cumpliendo una función aislante y modeladora, y en caso de necesidad puede servir como fuente de energía al organismo humano.

DA COLOR

Hay unas células llamadas melanocitos en la epidermis que producen una sustancia llamada melanina que es la responsable de dar color a la piel. Dependiendo de la cantidad y distribución de la melanina hay diferentes colores de piel y de cabellos. Cuando la piel se encuentra expuesta a los rayos del sol, en los melanocitos se produce una reacción de defensa contra los rayos UVA aumentando la formación de melanina, la cual manifiesta sus efectos sobre la piel a través del conocido «bronceado solar».

CICATRIZACIÓN DE HERIDAS

En la dermis hay una serie de células que tienen como función la defensa del cuerpo y liberan sustancias indispensables para la cicatrización ante una herida.

¿Qué es la urticaria?

La urticaria, o ronchas, es una enfermedad en la que aparecen en la piel áreas rojas, hinchadas y que pican, sin dejar cicatriz y que aparecen y desaparecen, normalmente como consecuencia de una reacción alérgica producida al comer determinados alimentos o tomar ciertos medicamentos.

Afecta al menos al 20 por 100 de las personas en algún momento de su vida.

Es un motivo frecuente de asistencia al servicio de urgencias.

Se llama *urticaria aguda* a la que evoluciona en una semana o menos de 6 semanas.

Se llama *urticaria crónica* cuando lleva más de seis semanas.

¿Cuáles son sus causas?

Las causas de la urticaria son muchísimas y casi siempre es imposible saber el por qué se presentó.

Suelen ser más frecuentes las causas alérgicas, pero hay ocasiones en las que se produce por mal funcionamiento de órganos del cuerpo humano (enfermedades del hígado o infecciones crónicas que cursan con colitis) o predisposición familiar y hereditaria (varios familiares la sufren frecuentemente).

Las causas más frecuentes son:

ALIMENTOS

El chocolate, la carne de cerdo, los mariscos, los derivados de la leche, los colorantes, las levaduras, las gaseosas negras, los frutos secos, los tomates, las bayas (como las frambuesas), los huevos, el pescado, condimentos picantes...

MEDICAMENTOS

Son la causa más común del proceso. Son numerosos los fármacos que lo pueden producir, entre ellas: la aspirina y los salicilatos ocupan el primer lugar; también la penicilina, las sulfamidas, los esteroides, los narcóticos, los antiinflamatorios, los medicamentos anticonvulsivos, el fenobarbitol y los contrastes.

INFECCIONES

Las bacterias ocupan un papel primordial, sobre todo en las formas crónicas de urticaria. En ocasiones, el virus herpes simple o los hongos pueden producirla.

También algunos parásitos (tenias, oxiuros, lombrices).

PICADURAS DE INSECTOS

INHALACIÓN DE PÓLENES

ESTRÉS EMOCIONAL

EJERCICIO

INDUCIDA POR EL FRÍO O EL CALOR

Ronchas producidas por la exposición al aire frío o al agua, y al calor excesivo .

INDUCIDA POR EL SOL

Ronchas producidas por la exposición a la luz solar o la luz de las bombillas.

DERMATOGRAFISMO O POR ROCE

Ronchas causadas al rascarse la piel, frotar continuamente la piel o al vestir ropa muy ajustada que hace fricción con la piel.

Se han observado la aparición de las ronchas después del baño o bien después de haber caminado mucho, en cuyo caso también se hallan afectadas las plantas de los pies.

INDUCIDA POR UNA TRANSFUSIÓN DE SANGRE

¿Cuáles son sus síntomas?

RONCHAS

Son manchas de color rojo claro con el centro blanco, de unos milímetros o varios centímetros, que aparecen y desaparecen sin dejar cicatriz en cuestión de minutos u horas. Afectan a la parte más superficial de la piel. Pueden cambiar de sitio en todo el cuerpo. Se encuentran en un determinado sitio o por todo el cuerpo.

PICOR O PRURITO

Puede ser muy intenso y molesto.

MANIFESTACIONES GASTROINTESTINALES

Náuseas, vómitos, dolor abdominal, estreñimiento, diarrea...

HINCHAZÓN DE PÁRPADOS

MANIFESTACIONES RESPIRATORIAS

Disfonía (perdida de la voz), estridor o sibilancias (ruidos al respirar como silbidos) y dificultad respiratoria (sensación de ahogo).

ANGIOEDEMA

Cuando se produce afectación de la piel de forma más profunda. Se manifiesta con hinchazón de la boca, párpados, manos, genitales... Puede causar hipotensión (caída de la tensión arterial).

DOLOR DE CABEZA O CEFALEA

¿Cómo se diagnostica?

Lo más importante es hacer una buena *historia clínica* para encontrar la causa.

Para ello es importante saber, por ejemplo, a qué se ocupa el paciente, los fármacos que toma, la forma como se inició el proceso, los inhalantes, los alimentos tomados en las últimas 48 horas, los síntomas de la piel, diarrea, dolor en los dientes, pérdida de pelo, síntomas de sinusitis, dolor de articulaciones o antecedentes en la familia parecidos, exposición al calor o al frío intenso, exposición al sol o al agua.

Se debe observar el tipo de erupción, el tiempo que lleva, el tamaño y si hay hemorragias superficiales.

¿Es una enfermedad grave?

Normalmente se trata de una enfermedad benigna y autolimitada (no tiende a evolucionar a formas más graves o severas), pero pueden existir formas como el angioedema o anafilaxia (reacción súbita que puede comprometer la vida de la persona, causando su muerte).

¿Cómo se puede prevenir?

Se debe evitar la exposición a las causas que la producen si se conocen.

En el caso de la *urticaria por alimentos:*

● Por ejemplo, si aparece en un individuo cada vez que come jamón, bastará con eliminar este alimento de la dieta para que no vuelvan a repetirse las erupciones.

● Si la sustancia responsable no se identifica o, de cualquier forma, en todos los casos dudosos. Es conveniente seguir una alimentación ligera, evitando los alimentos que con mayor facilidad causan la aparición de la urticaria.

● Generalmente son suficientes 4 o 5 días de tratamiento dietético riguroso a base de arroz, verduras y fruta para que la mayor parte de los casos de urticaria aguda remitan y se curen.

En el caso de *urticaria producida por el sol:*

● Se debe permanecer a cubierto, recordando que los rayos UVA pueden traspasar los cristales y que las nubes no son un factor de protección solar.

- La exposición directa al sol del atardecer es me...
que a la luz de un mediodía nublado.
- La ropa no ofrece una protección total, pues, según...
tejido, su grosor y color puede permitir el paso de luz.
- Los factores de protección solar únicamente ofrecen un a... ...o
en el tiempo de tolerancia a los rayos solares, pero de hecho pueden
permitir llevar una vida normal.
- Se deben aplicar 30-45 minutos antes de ponerse al sol, siendo
eliminados por el sudor y el agua.

¿Cuál es su tratamiento?

Es fundamental recordar que no debe nunca tratarse con pomadas u otros medicamentos que se apliquen directamente sobre la piel.
El tratamiento habitual es:

- Medidas tópicas: compresas húmedas frías, talco.
- Antihistamínicos:
   – Calman el picor y el ardor de la piel.
   – Dan lugar a la rápida desaparición de la erupción y previenen
un ataque sucesivo.
   – Se toman por vía oral.
   – Sus efectos más frecuentes son: tendencia al sueño (no se puede
conducir cuando se estén tomando), sequedad de boca, retención de
agua, estreñimiento.
   – Un ejemplo típico es *Polaramine* de 2 o 6 mg, cada 6 u 8 horas.
- Corticoides:
   – Solamente se dan en las urticarias agudas y para mejorar el
estado del paciente, especialmente si desarrolla hinchazón de laringe
que impide respirar bien.
   – Se administra en forma de inyección.
   – Un ejemplo típico es *Urbasón*.
- *Adrenalina*: Sólo en casos graves.

RECUERDE

- La piel está formada por tres capas: epidermis, dermis e hipodermis.
- Las funciones de la piel son: protectora, mantener la temperatura del cuerpo, recibir estímulos, almacenar grasa, dar color y cicatrización de las heridas.
- La urticaria es una enfermedad alérgica que afecta a la piel de forma aguda, y al menos al 20 por 100 de las personas en algún momento de su vida.
- Sus síntomas más frecuentes son: ronchas (no dejan cicatriz), picor, náuseas o vómitos, dolor de cabeza y en algunos casos más graves, afectación más profunda de la piel, boca, párpados, manos...
- Está causada por alimentos, medicamentos, infecciones, picaduras de insectos, ejercicio, frío o calor, sol y roce de determinados objetos.
- Se diagnostica por la historia clínica y la exploración física del paciente.
- Normalmente se trata de una enfermedad benigna y autolimitada, pero pueden existir formas más graves que comprometan la vida de las personas.
- En muchas ocasiones, no se puede determinar la causa que la produjo, pero en caso de saberlo, se debe evitar en todo momento la exposición repetida.
- Su tratamiento es: aplicación de compresas frías, antihistamínicos, corticoides y adrenalina, en los casos más graves (como anafilaxia o angioedema).

DERMATITIS ATÓPICA

Introducción

Tanto la dermatitis atópica como el eccema por contacto son enfermedades alérgicas que tienen en común la inflamación de la capa superficial de la piel y se asocian a un intenso picor.

A pesar de ser enfermedades parecidas, las causas que las producen, la localización de las lesiones y los tratamientos son diferentes para las dos, por eso las hemos separado en capítulos distintos.

En éste, nos ocuparemos de la dermatitis atópica y de sus características.

¿Qué es la dermatitis atópica?

Se trata de la inflamación crónica de la piel que evoluciona en brotes, con intenso picor y con una distribución característica (se puede localizar en unas pocas zonas o en amplias zonas del cuerpo).

¿Cuáles son sus causas?

Tiende a aparecer en sujetos con historia personal o familiar de rinitis alérgica, asma o eccema.

Existe un factor constitucional, es decir, propio de cada individuo, que condiciona la aparición de la enfermedad y que recibe el nombre de *atopia*.

Los enfermos de dermatitis atópica son hipersensibles a cualquier estímulo sobre la piel y tal estado de hipersensibilidad se debe a determinados anticuerpos (proteínas que se forman en la sangre).

¿Cuáles son sus síntomas?

Los primeros síntomas de la piel aparecen muy pronto, en ocasiones incluso en las primeras semanas de vida.

LESIONES EN LA PIEL

Aparecen manchas rojas, ligeramente elevadas, con una superficie salpicada de diminutas grietas y vesículas o ampollas, que si se

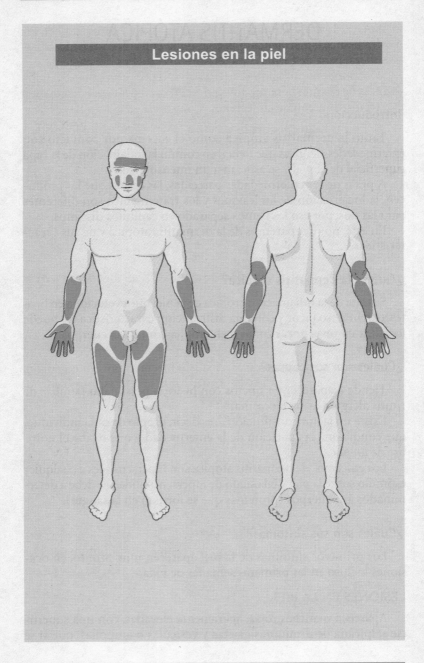

Lesiones en la piel

rompen se libera un líquido blanco, con posterior formación de una costra blanco-amarillenta que, cuando la enfermedad se localiza en la cabeza, pega de forma característica los cabellos del paciente.

Cuando la supuración es menos abundante, se forman manchas blancas de distinto tamaño, que se descaman en pequeños fragmentos.

La distribución de las lesiones varía con la edad:

- En los niños pequeños afecta a las mejillas y alrededor de la boca, el tronco y la superficie extensora de las extremidades (codos, tobillos, antebrazos...).

- En la niñez y adolescencia afecta a las áreas flexoras de las extremidades (pliegues del codo, piernas, ingles, detrás de las rodillas...) y el cuello.

- Las manos y los pies también pueden estar implicados y, de hecho, ésta puede ser la única manifestación de la dermatitis atópica en algunos pacientes.

Las lesiones suelen empeorar en algunas estaciones del año, como los meses secos del invierno.

PICOR

Las manchas de la piel se caracterizan por el picor tan molesto que producen.

En la mayoría de los casos, el sujeto afectado por un eccema no puede evitar las actitudes de autolesionarse (el rascado continuo debido al picor insoportable) que pueden dar lugar al sangrado de las manchas, con la consiguiente infección debida a microbios piógenos (que producen pus).

Si persiste el estímulo del rascamiento, junto a los dos elementos típicos del eccema agudo (rojez y vesículas), se produce un proceso de licuenificación (aumento del grosor de la piel, semejante a una cicatriz, con aumento de surcos en la piel).

¿Cuáles son sus causas?

Las causas desencadenantes de las erupciones son muy diversas:

- Alteraciones digestivas.
- Factores nerviosos o emocionales.
- Errores en la dieta.
- Situaciones hormonales particulares (como por ejemplo, durante la pubertad, la gestación, la menopausia).

- Ritmo estacional: invernal o primaveral, propio de cada sujeto.
- Estrés.
- Sudor.
- Infecciones.
- Abrasión: rascado o ropa áspera.

¿Cómo evoluciona?

La dermatitis atópica, que inicialmente ocupa sólo la cara, invade en sucesivas oleadas el tronco y las extremidades, hasta afectar toda la superficie del cuerpo.

La aparición de nuevas manifestaciones en la piel se halla precedida por un picor irresistible, difícil de dominar, sobre todo en los niños, que se rascan y se arañan hasta tal punto que llegan a convertir la zona en una amplia llaga sangrante.

En general, la enfermedad cura de forma espontánea hacia el segundo año de vida; en ocasiones se prolonga hasta la pubertad.

Tras un período de remisión más o menos largo, donde desaparecen los síntomas, a menudo incluso después de años de silencio, la dermatitis atópica vuelve a aparecer, sobre todo a la altura de las grandes articulaciones: detrás de las rodillas, en el pliegue del codo y en la cara, sobre todo alrededor de los labios.

Entre las posibles complicaciones cabe destacar el síndrome atópico: el asma se presenta en un 16,59 por 100 de los casos y el catarro alérgico en un 10-20 por cien, mientras que son mucho más raros los síndromes alérgicos, como la conjuntivitis.

¿Cómo se puede evitar? Consejos para los pacientes con dermatitis atópica

- Evitar baños prolongados. Es preferible el baño corto, con agua templada y con aceites limpiadores libres de jabón.
- El secado después del baño debe realizarse evitando la fricción, con una toalla limpia y suave.
- Después del secado es muy importante la hidratación con emulsiones, cremas o lociones.
- La ropa de contacto con la piel debe ser de algodón, evitando lana y fibras sintéticas. Es aconsejable lavar la ropa con jabones no irritantes.
- En general, la exposición gradual al sol y al agua del mar es beneficiosa teniendo en cuenta siempre que, si presenta lesiones infectadas, debe evitar el contacto con la arena.

• Evitar cambios bruscos de temperatura y humedad.

• Evitar, en la medida de lo posible, la exposición al tabaco, ambientes contaminados y, en pacientes sensibilizados, a alérgenos domésticos (ácaros, hongos o epitelios de animales).

• Si existe picor se puede administrar un antihistamínico vía oral (nunca cremas o lociones tópicas) para mejorar este síntoma y, con ello, el estado general del paciente.

• Es importante evitar el rascado. En casos extremos de rascado por la noche no controlado por antihistamínicos puede ser útil dormir con guantes y mantener las uñas cortas y limpias.

• Cuando aparezcan lesiones será necesario aplicar un corticosteroide tópico sobre las lesiones durante unos días, siempre pautado por el especialista (dermatólogo o alergólogo).

¿Cuál es su tratamiento?

El tratamiento de la dermatitis atópica implica un buen mantenimiento de la higiene de la piel, evitando conocidos desencadenantes de los síntomas, y preparar al paciente para tratar rápidamente la dermatitis cuando aparezca.

Entre las medidas generales se incluyen:

• Hidratación de la piel y evitar los tejidos duros o irritantes como las prendas de lana porque pueden provocar rasguños y, en consecuencia, la erupción cutánea.

• Los baños frecuentes seguidos de una aplicación inmediata de cremas hidratantes o de pomadas, que hidratarán la piel y disminuyen el riesgo de infecciones.

• Cuando la enfermedad afecta a niños, los padres deben observarlos detenidamente para evitar que el niño se rasque y que generalice o extienda las lesiones por todo el cuerpo.

• Requiere paciencia y comprensión, siendo las actitudes autoritarias un error.

• Es frecuente ver una mejoría cuando se cambia de clima.

También se pueden utilizar:

CORTICOIDES TÓPICOS

La crema de cortisona al 1 por 100 se aplica sobre las áreas afectadas de la piel dos veces por día en el caso de manifestaciones leves de la dermatitis atópica.

Los corticoides de potencia mayor como la triamcinolona del 0,025 al 0,1 por 100 pueden usarse para tratar zonas localizadas de la piel más gravemente afectada.

Si se aplican sobre la piel de la cara, pueden producir adelgazamiento de la piel, estrías o pequeñas líneas rojizas que son vasos sanguíneos superficiales (telangiectasias).

Los pacientes que responden al inicio a una crema en particular pueden desarrollar tolerancia a ella (dejan de hacer efecto), y se puede cambiar a otra crema de diferentes corticoides.

ANTIHISTAMÍNICOS

Se utilizan para controlar el picor y se administran por vía oral.

Suele usarse por la noche, por los efectos secundarios como la tendencia al sueño.

No se deben aplicar sobre las heridas o lesiones a causa de la alta frecuencia de dermatitis de contacto asociada a estas preparaciones.

¿Qué hay que hacer en los brotes agudos?

Se deben seguir una serie de pasos en este caso:

• Baños en remojo de agua fría o tibia durante 20 minutos dos veces al día.

• Aplicar inmediatamente pomada de triamcinolona al 0,1 por 100 (u otro corticoide parecido, de uso local).

• Aplicar inmediatamente crema de hidrocortisona al 1 por 100 en las erupciones de la cara y en las áreas menos gravemente afectadas de la piel.

• Aplicar inmediatamente cremas o pomadas hidratantes a otras zonas secas de la piel.

• Prescribir un antibiótico en las lesiones intensas o en las húmedas, con costras o con rojez importante.

• Prescribir un antihistamínico para aliviar el picor (por ejemplo, hidroxicina o uno no sedante, como ebastina).

RECUERDE

- La dermatitis atópica es la inflamación crónica de la piel que evoluciona en brotes.
- Tiene un carácter hereditario y los enfermos son hipersensibles a cualquier estímulo sobre la piel.
- Sus síntomas más frecuentes son: lesiones en la piel (manchas rojas con ampollas que se rompen y forman una costra blanco-amarillenta) y picor.
- Afecta fundamentalmente a la cara y áreas flexoras o pliegues de brazos y piernas.
- Existe el peligro de infección de las lesiones debido a la tendencia de rascarse del paciente, e incluso el sangrado de éstas.
- Las causas que la desencadenan son: factores nerviosos, estrés, sudor, rascado, errores en la dieta....
- Al principio sólo afecta a la cara y se extiende por todo el tronco y extremidades, y tiende hacia la curación de forma espontánea hacia el segundo año de vida.
- Se puede evitar la aparición de lesiones si se hidrata la piel y se seca sin rascar, evitando la exposición a factores desencadenantes como el tabaco, ambientes contaminados...
- En su tratamiento se puede utilizar los corticoides tópicos a baja concentración y potencia baja e ir introduciendo dependiendo de la respuesta. También se usan los antihistamínicos para control del picor.

DERMATITIS POR CONTACTO

Introducción

Otra enfermedad alérgica crónica que afecta a la piel, es la dermatitis por contacto.

¿Qué es la dermatitis por contacto?

Es una alteración de la piel, muy común, causada por la exposición a alérgenos o irritantes, que producen inflamación de la piel y prurito, normalmente limitados a la zona de exposición o a la de contacto.

¿Cuáles son sus síntomas?

La dermatitis por contacto es una reacción que ocurre después de que la piel se pone en contacto con diversas sustancias.

El 80 por 100 de estas reacciones son irritantes (por ejemplo, «manos de lavaplatos») y el 20 por 100 son reacciones alérgicas.

Cuando la piel se pone en contacto con una sustancia alérgica, la reacción no es inmediata, es decir, se inicia entre 1 y 3 días y frecuentemente dura una semana o más.

La piel se pone roja, existe comezón, inflamación y frecuentemente ampollas.

La reacción es más grave en el sitio de exposición pero puede ocurrir en otros sitios, como por ejemplo en zonas que se exponen al sol, llamadas zonas fotoalérgicas.

Ni el líquido de las ampollas, ni el rascado del área diseminará la lesión.

¿A quién le afecta?

Si bien los factores genéticos juegan un papel, no hay un modo de predecir quién va a desarrollar una dermatitis por contacto alérgica.

Siete de cada diez personas podrían llegar a desarrollar dermatitis si se exponen a grandes cantidades de zumaque venenoso, roble o zumaque.

Si existe un contacto breve, cinco de cada diez personas podrían experimentar una reacción.

Los adultos son más afectados por la dermatitis por contacto alérgica incluso más que los niños pequeños y los ancianos.

¿Cuáles son las sustancias que la causan?

- El zumaque venenoso es la causa más frecuente. Éste pertenece a una familia de plantas que incluye al roble y al zumaque. El zumaque venenoso suele crecer en la tierra pero también puede crecer como enredadera en los árboles. Una resina grasosa en las plantas llamada urushiol es la que causa la reacción.

Esta resina puede permanecer en herramientas y ropa causando reacciones con el contacto posterior.

- Plantas.
- Metales.
- Cosméticos, artículos de tocador, preparados para el cabello y tintes.
- Productos químicos de la industria o el trabajo.
- Medicamentos.
- Se conocen casi 3.000 agentes químicos capaces de inducir dermatitis por contacto alérgica.
- Una persona puede desarrollar una alergia a un agente químico después de años de contacto.

¿Qué metales pueden producir dermatitis por contacto?

Níquel, cromo y mercurio son las causas mas comunes de dermatitis por contacto con metales.

- El níquel puede ser encontrado en joyas de fantasía, hebillas de cinturones, pulseras extensibles de reloj, cremalleras, broches y ganchos en la ropa. Ya que la mayoría de los metales comerciales como el cromo contienen níquel es muy probable que el contacto con objetos cromados cause también reacciones en la piel de las personas sensibles al níquel.
- Las soluciones para las lentes de contacto que contienen mercurio también pueden causar problemas en algunas personas sensibles. La gente sensible al mercurio debe verificar la etiqueta del producto antes de usar la solución. Existen varias soluciones sin mercurio para lentes de contacto.

- El cobalto también es un material a tener en cuenta, pudiendo producir reacciones alérgicas.
- Cabe destacar que el evitar estos metales es el mejor tratamiento. Las alternativas serían el acero quirúrgico inoxidable y el oro de 14 quilates. Éstos contienen mínimos niveles de níquel (el oro de 18 quilates casi no contiene níquel).

¿Pueden causar los cosméticos reacciones alérgicas en la piel?

- Los cosméticos que abarcan desde los tintes capilares hasta esmaltes de uñas pueden ocasionar dermatitis por contacto alérgica.
- Los agresores más frecuentes son los tintes de cabello permanentes que contienen parafenilenediamina. Los tintes usados en la ropa también pueden ser irritantes.
- Otros productos frecuentemente citados incluyen perfumes, sombras de ojos, esmaltes de uñas, lápices labiales y productos para protección solar.
- Existen productos hipoalergénicos para la mayoría de los cosméticos, los cuales están libres de perfumes y colorantes que podrían causar síntomas alérgicos y pueden comprarse en la mayoría de las tiendas.

¿Qué tipos de medicamentos causan dermatitis por contacto?

- La causa más común de la dermatitis por contacto inducida por medicamentos es la neomicina. Ésta se encuentra en cremas de antibióticos.
- La penicilina, sulfas, anestésicos locales, o conservadores son otras causas probables.

Los trabajadores de la salud, especialmente médicos y dentistas se encuentran en riesgo a causa de su constante exposición a estos medicamentos.

¿Cuál es su diagnóstico?

- Cuando el afectado acude al especialista, se puede topar con un diagnóstico fácil o muy difícil, nadie lo sabe, y en ocasiones el dermatólogo se ve en un verdadero conflicto diagnóstico, ya que hay manifestaciones cutáneas de otras alergias en la piel (de causa alimentario, medicamentoso, etc.) que cursan de forma muy parecida al eczema del que nos ocupamos.

- Resulta imposible, por su cantidad y diversidad, establecer un listado de productos y prendas capaces de producir un eczema de este tipo.
- El aspecto de la lesión, su localización, y un minucioso interrogatorio al paciente suelen ser suficientes, a veces, para dar con el diagnóstico; pero es frecuente el recurso a las pruebas epicutáneas o «de los parches» para acertar.

Estas pruebas consisten en aplicar sobre la piel, a concentraciones normalizadas, los posibles alérgenos que pueden ser causantes de la reacción.

- Otras sustancias relacionadas con estas alergias son prendas de vestir (calcetines, bragas y calzoncillos, fajas, sujetadores, ligueros, trajes de baño), productos cosméticos y de higiene personal, o complementos como joyas y bisutería. Incluso las flores, plantas, preservativos... La lista es casi inacabable.
- Otra peculiar dermatitis de contacto es la causada en los niños por el uso de pañales.

Se trata de una reacción aguda e inflamatoria de la piel del área del pañal, que es una dermatitis irritativa de contacto, en la que la fuente de irritación son la orina o las heces del niño, o una combinación de las dos.

- La dermatitis por contacto afecta a los niños hasta que aprenden a controlar sus esfínteres, y es frecuente entre los lactantes. A veces, influyen otros factores infecciosos.

¿Cómo evitarla?

- Más que nada prevenir, porque la cura como tal no existe.
- Una vez que se ha identificado la sustancia que causa la dermatitis, hay que evitar ponerse en contacto con ella.
- Cuando no se sabe la causa del problema, hay que adoptar medidas de protección, con cremas de vaselina o silicona que actúan a modo de barrera entre la piel y el producto que causa la dermatitis. Estas cremas son bastante eficaces.
- Si el eczema se encuentra en las manos, se pueden usar guantes de algodón o de goma, aunque la propia goma, a veces, puede causar alergias.

¿Cuál es su tratamiento?

- Frote la piel con agua y jabón lo más rápido posible después de la exposición.
- Lave las ropas y otros objetos que hayan estado en contacto con la resina para prevenir la re-exposición.
- Los antihistamínicos pueden ayudar a mejorar la comezón.
- La dermatitis por contacto alérgica no ocasiona cicatrices a menos que al rascarse excesivamente se complique con infección bacteriana, siendo necesario el tratamiento con antibióticos.
- Las compresas húmedas frías pueden suavizar y aliviar la inflamación si las ampollas se rompen. La loción de calamina ayuda a contrarrestar la comezón y actúa como un agente secante.
- El tratamiento más efectivo es la cortisona (corticoesteroides). Para reacciones leves se pueden usar cremas de cortisona que se venden sin receta. Las cremas más concentradas que sólo se adquieren con receta están disponibles para reacciones moderadas.
- La inmunoterapia contra la dermatitis por medio de vacunas o por vía oral, se encuentra en experimentación y no se ha comprobado que actúe efectivamente.
- Se reitera que el evitar las sustancias que pueden provocar dermatitis por contacto alérgica es la «mejor medicina».

RECUERDE

- La dermatitis por contacto es una inflamación de la piel causada por la exposición a alergenos o irritantes, normalmente limitados a la zona de exposición o contacto.
- Sus síntomas son: enrojecimiento de la piel, comezón, inflamación y frecuentemente ampollas, aunque en este caso, el rascado no diseminará la lesión.
- Los adultos están más afectados por la dermatitis por contacto alérgica que los niños pequeños y los ancianos.
- La pude producir: plantas, metales, cosméticos, artículos de tocador y otros agentes químicos.

- Entre los metales más frecuentes que la producen están: níquel, que se encuentra en las joyas; mercurio, en las soluciones para lentes de contacto, y cobalto.
- Los cosméticos más frecuentes son los tintes de cabellos y los usados para ropa, incluso perfumes, esmaltes, lápices de labios...
- Los medicamentos más frecuentes que producen reacciones son la neomicina que se encuentra en antibióticos.
- Se diagnostica por la historia clínica y las lesiones que se producen, aunque se utilizan los parches cutáneos para orientarnos sobre el agente causante, pero en muchos casos es difícil llegar al diagnóstico.
- Se puede evitar si se sabe el agente que la causa, e incluso se pueden utilizar guantes de algodón o de goma, aunque sea también causa de alergias.
- El tratamiento empleado es: lavar la zona expuesta, compresas frías para aliviar la inflamación, antihistamínicos y antibióticos en caso de infecciones.
- El uso de cortisona en crema es el tratamiento más efectivo para disminuir la inflamación.

ANAFILAXIA

¿Qué es la anafilaxia?

La anafilaxia es una reacción general del organismo ante el contacto con un alérgeno (proteína que produce alergia) con el que anteriormente ya había reaccionado, que si no se controla puede llevar a situaciones graves, incluso la muerte.

¿Cuáles son sus causas?

Las causas que la producen también pueden originar otro tipo de reacciones alérgicas ya comentadas a lo largo de los capítulos anteriores:

- Antibióticos.
- Antiinflamatorios no esteroideos: como la aspirina, analgésicos y la mayoría de los antiinflamatorios que se utilizan en los dolores musculares o articulares.
- Sustancias que se utilizan en las pruebas y vacunas para la alergia.
- Picaduras de insectos: avispas y abejas.
- Hormonas: insulina y progesterona.
- Productos de la sangre: heparina, sueros.
- Parásitos de alimentos: *anisakis,* que se encuentra en los pescados crudos.
- Anestésicos locales.
- Relajantes musculares.
- Alimentos: legumbres, huevo, pescado, mariscos, leche, frutas, carnes...
- Aditivos
- Medios de contraste para las pruebas diagnósticas.
- Látex, goma usada en distintos materiales como ocurre con los preservativos.
- Rotura de un quiste hidatídico, un quiste de perro que se localiza en hígado, pulmón...
- A veces incluso no se llega a la causa.

¿Cuál es la clínica?

Puede presentarse en distintas formas de menos a más graves:

LEVE

- Urticaria: erupción de aparición rápida y progresiva, con manchas y acompañadas de picor intenso.
- Hormigueo en las manos y en los pies.
- Calor generalizado.
- Angioedema: hinchazón de la cara, párpados, labios, lengua y cierta dificultad para tragar.
- Congestión de nariz.
- Picor en las palmas de las manos y plantas de los pies.

MODERADA

- Broncoespasmo: dificultad para respirar, tos, pitos en el pecho y fatiga.
- Edema laríngeo: inflamación de la garganta que dificulta la respiración y crea un intenso dolor al tragar. Cambios en la voz.
- Vómitos, movimientos intestinales y diarrea.
- Ansiedad.

GRAVE

- Estridor laríngeo: ruido que produce la laringe cuando está cerrada. El paciente apenas puede emitir palabras.
- Dificultad para respirar intensa.
- Cianosis: color violáceo de los labios y de la piel de las uñas.
- Paro respiratorio.
- Diarrea.
- Ganas incontrolables de orinar.
- Calambres en todo el cuerpo y convulsiones.
- Hipotensión (caída de la tensión arterial) y arritmia del corazón.
- Coma.

¿Es una enfermedad frecuente?

La frecuencia depende de qué la produjo, por ejemplo:

- En el caso de la penicilina, se produce de 10 a 50 casos por cada 100.000 personas a las que se le inyecta.
- En el caso de picaduras de abejas o avispas es de 0,4 por 100 de la población.

MANIFESTACIONES CLÍNICAS DE LA ANAFILAXIA	
Cutáneas	**Gastrointestinales**
Eritema o piel rojiza	Dolor abdominal
	Vómitos
Urticaria	Diarrea
Angioedema	Contracciones de útero
Prurito o picor	
Respiratorias	**Neurológicas**
Sibilancias o pitos	Desorientación
Pérdida de la voz	Confusión
Estridor o ruido de la laringe	Pérdida de memoria
Tos	Trombosis cerebral
Cardiovasculares	
Hipotensión	
Taquicardia	

¿Cómo evoluciona?

• Puede comenzar de manera rápida, y la clínica puede desaparecer en poco tiempo.

• Puede iniciarse en pocos minutos después de la exposición, tras una mejoría transitoria, las reacciones vuelven 1-8 horas después.

• Puede empezar repentinamente o de forma gradual, pero la clínica ser duradera, algunas veces requiriendo horas o incluso días de recuperación total.

¿Cómo se puede evitar?

Aunque la mayoría de los casos de anafilaxia no se pueden predecir, casi todas las reacciones alérgicas serias se producen por la exposición repetida a un alérgeno conocido.

Aunque parece que evitar un alimento conocido o un fármaco puede ser sencillo, no es así.

Se ha visto que en reacciones mortales o casi mortales a los alimentos, cada uno de los pacientes había tenido una reacción al mismo alimento que ya anteriormente se había esforzado conscientemente por evitarlo.

Muchas de las exposiciones accidentales se producen fuera del domicilio, donde hay menos control de los ingredientes de las comidas. Los pacientes deberían aprender a leer con cuidado las etiquetas de los ingredientes de los alimentos y prestar atención cuando comen fuera de casa.

Es necesario tomar medidas en los pacientes que son alérgicos a fármacos o al látex (en los guantes, preservativos...) para prevenir en el futuro algún tipo de reacción.

Los pacientes deben buscar asistencia médica inmediata si les fuera necesario en el caso de una reacción alérgica.

Los brazaletes o collares que tienen información sobre las alergias son aconsejables en los pacientes con antecedentes de reacciones alérgicas graves. Estas medidas pueden ser útiles para que los médicos lleguen al diagnóstico rápido y puedan iniciar el tratamiento adecuado sin retrasos.

¿Cuál es su tratamiento?

El mejor tratamiento es, como en todas las enfermedades alérgicas, la prevención.

- Es un cuadro potencialmente mortal, lo que obliga a buscar ayuda médica con rapidez.
- Si el paciente impresiona de gravedad importante, debe solicitarse ayuda sanitaria al teléfono de emergencias de su comunidad (España: 911 11 20 61), donde le mandarán ayuda sanitaria especializada.
- Si no hay ayuda especializada cerca, debe iniciar su traslado al centro de atención médica más cercano sin retraso.
- Si se puede, debe suspender el agente que causó el cuadro:
  - En el caso de ser un fármaco o en los productos sanguíneos.
  - En el caso de picaduras o inyecciones, considerar hacer un torniquete cercano al lugar de inoculación para retrasar la absorción.
  Debe aflojarse cada 5 minutos para evitar complicaciones posteriores.
- Mantener la vía aérea adecuada para que respire bien, y administrar oxígeno a alto flujo por mascarilla si se dispone de él.
- El tratamiento en las reacciones cutáneas leves:
  - Antihistamínicos: hidroxicina y ebastina. Mejora la urticaria, el prurito o picor, y la piel roja.
  - Observación.

- El tratamiento en las reacciones graves:
  - Se utilizan aerosoles para dilatar los bronquios.
  - Algunos pacientes han tenido reacciones similares, y llevan consigo viales de adrenalina para autoadministrarse en estas situaciones.
  - Si existe caída de tensión, se tratará mediante la expansión de volumen en sangre con la administración de sueros.
  - Otros medicamentos eficaces son los corticoides y los antihistamínicos, aunque su efecto es más tardío.

RECUERDE

- La anafilaxia es una reacción general del organismo ante el contacto con un alérgeno, que si no se controla puede llevar a la muerte del paciente.
- Las causas que la producen son: antibióticos, picaduras de insectos, parásitos, anestésicos, alimentos, medios de contraste, látex, rotura de un quiste hidatídico...
- La clínica puede ser: leve (urticaria o angioedema), moderada (broncoespasmo, vómitos, diarrea y edema de laringe) o grave (dificultad para respirar, parada cardíaca o coma).
- Es más frecuente las causadas por antibióticos como penicilina que la producida por picaduras.
- Hay distintos patrones de evolución como por ejemplo: comienzo rápido y desaparición rápida, comienzo rápido y desaparición en horas, o comienzo gradual y desaparición duradera.
- Se puede prevenir evitando la exposición al alérgeno, y sobre todo si existen antecedentes de reacciones alérgicas previas con determinadas sustancias.
- El tratamiento empleado es: mantenimiento de constantes y oxigenación del paciente, antihistamínicos, aerosoles, corticoides y adrenalina.

ALERGIA ALIMENTARIA

¿Qué es una alergia alimentaria?

Es una reacción anormal del cuerpo humano secundaria a la ingesta, contacto o inhalación de alimentos o sus derivados o de un aditivo contenido en los mismos.

¿Qué ocurre en nuestro organismo durante una reacción alérgica a un alimento?

Las alergias alimentarias se caracterizan porque sólo se producen en algunos individuos, pudiendo ocurrir después de la toma de muy pequeñas cantidades de alimento.

Los anticuerpos que circulan en la sangre y que son una defensa de nuestro organismo, en los pacientes alérgicos se llaman inmunoglobulinas E o IgE.

Cuando los alimentos entran en contacto por primera vez con el cuerpo de una persona que está predispuesta a las alergias, se produce una serie de reacciones y se generan anticuerpos de este tipo para esos alimentos.

Después de producirlos viajan a unas células llamadas mastocitos, y la próxima vez que una persona alérgica tome contacto con dicho alimento, la IgE captura sus alérgenos (del alimento).

Esto desencadena la liberación de sustancias conocidas como mediadores de la inflamación, entre los que están la histamina, que producen los síntomas propios de la alergia.

¿Es distinto alergia a los alimentos que intolerancia a los alimentos?

Muchas personas creen que alergia e intolerancia a los alimentos es lo mismo, pero no es así.

La intolerancia a los alimentos es una reacción del organismo debida a un alimento que no implica al sistema defensivo.

Un ejemplo típico, es la intolerancia a la lactosa, en donde el individuo carece de una sustancia llamada enzima que se necesita para digerir este azúcar de la leche. Tras la toma de derivados de la leche, aparecen síntomas consistentes en aumento de los gases en el intestino, retortijones, diarreas...

También pueden desencadenarse reacciones de intolerancia a los alimentos con las sustancias químicas añadidas a algunos alimentos.

Los síntomas pueden incluir nerviosismo después de consumir aditivos químicos presentes en quesos y chocolates, o diversas reacciones adversas a agentes químicos y conservantes, llamados aditivos alimentarios, como el aspartamo, los benzoatos (en bebidas carbonatadas y zumos), colorantes (son los aditivos más frecuentes, entre ellos la tartracina o colorante amarillo), glutamato monosódico(responsable del síndrome del restaurante chino), nitratos y nitritos, parabenos y sulfitos (comidas preparadas).

Las verdaderas reacciones alérgicas a los aditivos de los alimentos son muy poco frecuentes.

¿Cuáles son los alimentos que más frecuentemente producen reacciones alérgicas?

Los alérgenos de los alimentos (es decir, aquellas partes de los alimentos que causan las reacciones alérgicas), son generalmente proteínas.

La mayoría de los alérgenos pueden causar reacciones incluso después de haber sido cocinados o digeridos.

La alergenicidad o capacidad de producir una reacción alérgica, se puede aumentar o disminuir con el calor mediante cocción u otra forma de calentamiento sobre los 60ºC.

Todos los alimentos provienen de alguna planta o animal, y se agrupan en familias dependiendo de su origen.

Una persona alérgica a un miembro de una familia de alimentos puede ser alérgica a todos los miembros del mismo grupo. Esto se conoce como reactividad cruzada.

Por ejemplo: mariscos, frutos secos.

También puede haber reactividad cruzada entre plantas y vegetales: gramíneas y trigo, patatas, manzana...

Es importante saber que existen «alimentos ocultos», es decir, alérgenos frente a los cuales se es alérgico y que pueden pasar inadvertidos al estar éstos enmascarados.

Esto ocurre con mucha frecuencia cuando se consumen alimentos procesados.

ALÉRGENOS DE ORIGEN ANIMAL

Leche de vaca

- Es la mayor causa de alergia alimentaria en la infancia.
- Son diferentes la alergia alimentaria a proteínas de la leche de vaca y la intolerancia a los azúcares de la leche.
- Hay una reactividad cruzada entre la leche de vaca, de cabra y de yegua.
- Se utiliza en pastas, chocolates, helados, salchichas y repostería en general.
- Como sustitutivos se emplean leche de soja o hidrolizados de proteínas.

Huevo

- Ocupa el segundo lugar en frecuencia.
- Sus fracciones proteicas son ovoalbúmina ovomucoide; están presentes tanto en la yema como en la clara.
- Muchos alimentos, como productos de pastelería y bollería, sopas preparadas, salchichas, helados, flanes, mayonesas, clarificación de vinos, contienen huevo en su composición.
- Puede existir reactividad cruzada entre plumas de ave y huevo por la proteína livetina.
- Ciertas vacunas se realizan en embriones de pollo y pueden causar reacciones alérgicas al huevo: fiebre amarilla, rabia, gripe, sarampión, rubéola, paperas.
- Existe una vacuna vírica contra el sarampión, parotiditis o paperas y rubéola indicada en niños alérgicos al huevo, pues no contiene proteínas de pollo.

Pescados

- Los llamados pescados azules (anchoa, sardina, atún...) son ricos en aminas vasoactivas (causan apertura de los vasos de la sangre) y pueden producir síntomas de difícil diagnóstico, siendo parecidos a las alergias.
- El bacalao es el que más frecuentemente causa alergia, aunque también se han descrito reacciones al rape, merluza, trucha, salmón...

Mariscos

- Es la tercera causa de alergia tras la leche de vaca y el huevo.
- Pueden causar síntomas, al igual que los crustáceos por inhalación de vapores durante la cocción.
- Presenta reactividad cruzada con ácaros y cucarachas.

ALÉRGENOS DE ORIGEN VEGETAL

Frutos secos

- Son semillas tales como: almendra, cacahuete, nuez, avellana, castaña, piñón, pipas de girasol, pistacho.
- Están presentes en salsas, postres, bebidas, cereales para desayunar, chocolates, pasteles y ensaladas, por lo que su ingestión puede pasar inadvertida.
- Existe reactividad cruzada entre ellos; la almendra es la más frecuentemente implicada en las reacciones alérgicas.

Otros

- El trigo y la soja.
- Frutas como el melocotón.

ALIMENTOS ALERGÉNICOS	
Alimento	Comentario
Huevo	La más frecuente del mundo
Leche de vaca	La más frecuente en la infancia
Pescados	Frecuente: La mejor conocida es el bacalao
Crustáceos	Frecuente, sobre todo en niños
Carnes	Rara
Frutos secos	Muy frecuente, sobre todo almendra
Cereales	Muy frecuente, tanto al fruto como al polvo
Frutas	Frecuente. Melocotón, manzana...
Leguminosas	Frecuente por su riqueza en proteínas
Hortalizas	Rara
Especias	Rara

¿Cuáles son los síntomas que producen las alergias alimentarias?

Los síntomas pueden ser muy variados, incluso un mismo alimento no desencadena siempre los mismos síntomas.

La relación próxima en el tiempo (de unos pocos minutos a 1 hora) entre la ingestión del alimento y el inicio de los síntomas, habla a favor de una reacción alérgica.

Puede ocurrir al primer contacto con la sustancia, o anteriormente a la ingesta se pueden presentar síntomas mínimos.

La repetición de los síntomas, aunque no sean idénticos, con el mismo alimento o con los alimentos relacionados (que pertenezcan a la misma familia de alimentos), apoya que estemos ante un cuadro de alergia a alimentos.

Dentro de las manifestaciones más frecuentes se encuentran:

MANIFESTACIONES DIGESTIVAS

- Estomatitis o inflamación de la boca: escozor, picor, hinchazón al contacto directo del alimento, alrededor de la boca o garganta
- Mal aliento: principalmente en alergia a la leche de vaca.
- Gastroenteritis y dolor cólico abdominal: nauseas, vómitos, flatulencia o sensación de gases, diarreas.
- Proctitis o sensación de defecar urgentemente.

MANIFESTACIONES DE LA PIEL

- Urticaria y/o angioedema (80-85 por 100) es la más frecuente: zonas rojas hinchadas de la piel, distribuidas por el cuerpo, que pican mucho y que pueden surgir repentinamente y desaparecer rápidamente. A menudo, las lesiones se agrupan, apareciendo nuevos grupos al desaparecer otros. Puede aparecer sola o acompañada de otras manifestaciones, como broncoespasmo o cierre de bronquios, diarreas y vómitos.
- Urticaria de contacto: ronchas y color rojo de la piel que producen ciertos alimentos después de contactar con la piel sana. Desaparecen antes de las 24 horas y no dejan lesiones residuales.
- Dermatitis atópica o eczema: picazón, descamación y color rojo, que puede ser crónica. Se inicia en la niñez.

MANIFESTACIONES RESPIRATORIAS

- Disnea (asfixia), tos, sibilantes (pitos en el pecho), como el asma bronquial. Las más frecuentes son producidas por marisco, pescados, legumbres y verduras, y algunos aditivos.

• Rinitis: mucosidad en la nariz, estornudos, picor de nariz.

• Anafilaxia: aparición de varias manifestaciones clínicas al mismo tiempo (urticaria, fatiga...), cianosis (color azulado de la piel), bajada de tensión, pérdida de conciencia.

• Existe una variedad, que es la anafilaxia inducida por el ejercicio, que sucede tras la ingestión de alimento y realización posterior del ejercicio no más de 24 horas tras consumirlo.

• También la puede producir los frutos secos, huevos, pescados y crustáceos.

¿Es una enfermedad frecuente?

En Europa, afecta a entre el 1,4 y el 2,4 por 100, en los adultos, en los niños entre el 0,3 y el 7,5 por 100 y entre los individuos atópicos, un 10 por 100.

En España, el 3,6 por 100 de los pacientes que acuden a las consultas de los alergólogos presentan cuadros de sensibilización a algún tipo de alimento.

Cerca del 8 por 100 de los niños y hasta un 2 por 100 de los adultos en los Estados Unidos padecen este tipo de alergia.

¿Cómo evoluciona a lo largo de nuestra vida?

Es común en los bebés tener reacciones no alérgicas transitorias a ciertos alimentos, especialmente frutas, leche de vaca, clara de huevo, cacahuetes y trigo.

Los síntomas son de irritación alrededor de la boca, debido a los ácidos naturales de los alimentos como los tomates y las naranjas, la diarrea debida a exceso de azúcar en el jugo de frutas u otras bebidas.

Sin embargo, otras reacciones pueden ser alérgicas y pueden ser causadas por mínimas cantidades del alimento problemático cuando se ingiera de nuevo.

Al ir creciendo, algunos niños pueden tolerar comidas que antes les causaba reacciones alérgicas, con la excepción de las alergias a los cacahuetes y nueces.

Cuando se sospecha de una alergia a un solo alimento, el especialista puede recomendar su eliminación por algún tiempo.

Si se alivian los síntomas, el especialista puede añadir nuevamente el alimento a la dieta para determinar mejor si causa una reacción.

¿Se puede comprometer la vida por una alergia a los alimentos?

Sí. En casos graves, consumir un alimento al cual uno es alérgico causa una reacción, que puede comprometer la vida, llamada anafilaxia.

Puede aparecer sensación de calor, sonrojo, hormigueo en la lengua o una irritación roja con picazón. Otros síntomas pueden ser mareo, respiración entrecortada, fuertes estornudos, ansiedad, calambres, vómitos y diarreas.

¿Cómo se hace el diagnóstico?

- Historia Clínica: identificación y relacionar la clínica del paciente con el/los alimentos.
- *Prick* o pruebas cutáneas
- Pruebas de provocación; esta prueba se hace en el hospital.
- A veces resulta muy útil hacer un diario de comidas, que consiste en un registro detallado que enumera los alimentos comidos, la fecha, hora y cualquier síntoma que ocurra después de comer.

¿Qué se debe hacer en el caso de una alergia a los alimentos?

Hasta la fecha no existe un tratamiento curativo y por ello evitar los alimentos que causan la reacción alérgica es el pilar básico del tratamiento.

Se deben seguir las siguientes recomendaciones:

- Evitar el alimento al que se es alérgico.
- Preguntar por los ingredientes: Para evitar comer un alérgeno «oculto» con las comidas fuera de casa, las personas alérgicas deben consultar sobre los ingredientes al comer en restaurantes u otras casas.
- Leer las etiquetas de los alimentos: Es importante leer las etiquetas de los alimentos detenidamente y familiarizarse con sus nombres técnicos o científicos. Por ejemplo, la leche puede no aparecer como ingrediente en una etiqueta; pero puede indicar la presencia de caseína (una proteína de la leche). A veces el trigo aparece como gluten; de forma parecida, la clara de huevo aparece cómo albúmina. Si un alimento no tiene etiqueta debe evitarse. Si el paciente no está

familiarizado con los términos que ponen en las etiquetas, debe preguntarlo y evitarlo si tiene dudas.

¿Cuál es su tratamiento?

● Ante una reacción frente a un alimento hay que acudir a la sala de urgencias más cercana, aunque los síntomas se alivien.

● La anafilaxia se trata con adrenalina subcutánea, y se deben llevar jeringuillas precargadas para su administración sobre todo en pacientes que tienen antecedentes de reacciones alérgicas. Estos pacientes deben evitar estrictamente la comida que la desencadenó.

● Otros medicamentos que se suelen utilizar en la fase aguda son los antihistamínicos.

● Ante reacciones tardías, que con frecuencia son más graves, se recetan corticoides.

RECUERDE

● La alergia alimentaria es una reacción anormal del cuerpo humano ante la ingesta, contacto o inhalación de los alimentos.

● La intolerancia a los alimentos es una reacción del organismo debida a un alimento que no implica al sistema defensivo, al contrario que la anterior.

● Una persona alérgica a un miembro de una familia de alimentos puede ser alérgica a todos los miembros del mismo grupo. Este fenómeno se conoce como reactividad cruzada.

● Los alimentos que más frecuentemente producen alergias son los de origen animal (leche de vaca, huevo, pescados, y mariscos) y los de origen vegetal (frutos secos, trigo, soja y melocotón).

● Los síntomas más frecuentes que producen las alergias alimentarias son: manifestaciones digestivas (mal aliento, gastroenteritis y dolor cólico abdominal, inflamación de la boca, gases y diarreas), lesiones en la piel (urticaria, angioedema, urticaria de contato, dermatitis atópica) y manifestaciones respiratorias (ahogo, tos, rinitis y anafilaxia).

- Ocurre entre el 1,4 y 2,4 por 100 en los adultos y hasta un 10% en los niños atópicos.
- Si se alivian los síntomas, el especialista puede añadir nuevamente el alimento a la dieta para determinar mejor si causa una reacción.
- Se puede comprometer la vida por una alergia a los alimentos, debido a la reacción de anafilaxia.
- Se diagnostica por la historia clínica, las pruebas cutáneas y las pruebas de provocación, resultando útil hacer un diario de comidas para valorar el alimento que la produjo.
- Se debe evitar el alimento que produce las alergias a toda costa, preguntando por los ingredientes cuando se coma fuera y leyendo las etiquetas de los alimentos
- Se trata con adrenalina subcutánea en caso de anafilaxia, con antihistamínicos y con corticoides.

ALERGIA AL LÁTEX

¿Qué es el látex?

El látex o caucho natural es una goma de origen orgánico (vegetal) que se extrae de la savia lechosa de un árbol de la selva amazónica. E l *Hevea brasiliensis*, que supone el 97 por 100 de la producción; más recientemente, se ha cultivado como otra fuente de caucho un arbusto, el *Pazthenium argentatum*.

Durante su fabricación, se le agregan químicos para aumentar su capacidad de curtir (vulcanización) y para proteger el caucho del oxígeno en el aire.

¿Qué productos de látex causan reacciones alérgicas?

El látex se encuentra en:
- Guantes de cirugía.
- Sondas.
- Catéteres.
- Diques de protección de los dientes.
- Balones.
- Globos.
- Hilo elástico.
- Adhesivos.
- Preservativos.
- Mangueras.
- Tetina de biberón o chupete.
- Productos desechables de papel (batas, mascarillas).
- Ligas.
- Llantas de coches.

Los productos hechos completamente de látex de caucho natural, o de mezclas de éste y de otros componentes son muy comunes.

Las reacciones alérgicas han sido principalmente causadas por productos bañados en látex, especialmente guantes, globos y condones.

Es menos probable que causen reacciones los productos hechos con caucho crepé, como las suelas de los zapatos.

La mayoría de las pinturas de látex no representan un problema ya que no contienen látex natural.

Sin embargo algunas pinturas impermeables especiales, sí contienen látex de caucho natural.

¿Hay predisposición a tener alergia al látex?

Sí, la exposición repetida a productos con látex y los antecedentes de atopia, así como los sanitarios que manejan constantemente productos que lo contienen.

Se ha visto que es más frecuente en mujeres, atópicos y pacientes con dermatitis en las manos.

Vías de presentación	Clínica de reacción alérgica
Cutánea	Urticaria, eczema
Aérea	Conjuntivitis, rinitis, asma
Mucosa	Anafilaxia

¿Qué tipos de reacciones alérgicas pueden producir?

Dentro de las reacciones que se producen dependen de la vía por la que nos ponemos en contacto.

Vía cutánea: El látex se absorbe por la piel. Aparece en pacientes que usan guantes de látex y que sufren dermatitis de contacto en sus manos.

● Urticaria de contacto: es producida por el látex.

● Dermatitis de contacto: es producida por los aditivos empleados en el proceso de manufactura del látex. Es una erupción parecida a la del zumaque venenoso que aparece de 12 a 36 horas después del contacto con látex. Es más frecuente en las manos de las personas que usan guantes de caucho, pero puede ocurrir en otras partes del cuerpo. Aunque causa irritación, esta forma de alergia no pone en peligro la vida.

Vía aérea: Por inhalación repetida del látex en el ambiente laboral, conocido cómo asma ocupacional.

● Trabajadores de manufacturado de productos farmacéuticos, textiles, imprentas, industria del papel, productos adhesivos.

• Personal sanitario. El látex se adhiere al talco de almidón usado en los guantes, que al ponerlos se puede transportar en el aire, pueden ser inhalado o tomar contacto con la nariz y los ojos, causando síntomas.

Por ejemplo se han medido altas concentraciones en las unidades de cuidados intensivos y quirófanos.

El uso de guantes sin talco reduce el riesgo de estas reacciones).

Vía Mucosa: Por absorción a través de las mucosas (abdominal, boca, urinaria...)

• En las operaciones o intervenciones quirúrgicas: exposición intraoperatoria a los guantes del cirujano.

• En las exploraciones médicas: ginecología, proctología, odontología.

• Material médico de diagnóstico y tratamiento: enemas de bario, sistemas de infusión por vena, sondas nasogástricas, catéteres, mascarillas...

• El mayor peligro de reacciones graves ocurre cuando el látex se pone en contacto con áreas húmedas del cuerpo como los labios, ya que se puede absorber más rápido en el cuerpo.

¿Es frecuente la alergia al látex?

Ciertos grupos de individuos se encuentran en alto riesgo para desarrollar reacciones alérgicas inmediatas al látex.

Las personas con espina bífida (un problema de nacimiento en el desarrollo de la espalda) y aquellos que tienen problemas en el desarrollo de las vías urinarias parecen tener un riesgo cercano al 50 por 100, probablemente por la exposición frecuente. El personal sanitario y otras personas que usen guantes de látex o que trabajen cerca de caucho tienen un riesgo de cerca del 10 por 100.

Otros que pueden tener mayor riesgo son aquellos que han sido sometidos a técnicas médicas o quirúrgicas, con exposición a guantes de látex. Aun en adultos normales, el riesgo de sensibilización al látex puede ser de hasta el 6 por 100.

¿Hay reacciones cruzadas entre el látex y ciertos alimentos?

Los pacientes alérgicos al látex pueden también ser alérgicos a algunos alimentos, como:

- Frutas: plátano, kiwis, castañas, piña, melón, tomate, uva, higos, aguacate, nueces, col, maracuyá, naranjas.
- Pescados (atún).
- Crustáceos.
- Moluscos (mejillones).

¿Cómo se puede evitar la alergia al látex?

Si es alérgico y necesita usar guantes o estar en contacto con gente que usa guantes hay varias opciones:

- Sustituir los guantes de látex por los de vinilo. Sin embargo aunque los guantes de vinilo son adecuados para muchas situaciones, pueden no serlo para otras.
- Usar guantes de látex sintético. Los guantes sintéticos funcionan en casi todas las situaciones en donde se usen los de látex incluyendo la cirugía, pero son más caros.
- Para individuos con reacción de contacto al látex, los guantes de látex hechos con agentes químicos diferentes pueden dar buenos resultados.

El uso de preservativos ha sido un problema vergonzoso para algunas personas alérgicas al látex.

Los condones de piel natural no contienen látex y normalmente evitan el embarazo, pero estos condones *no protegen contra virus como el VIH* que causa el *SIDA*.

Hay una serie de materiales con látex y unos sustitutivos para evitar la alergia:

BEBÉS

- Látex: chupetes, tetinas de biberón...
- Sustitutivos: productos con silicona.

EN LA ESCUELA Y LA OFICINA

- Látex: gomas de borrar, adhesivos, máscaras...
- Sustitutivos: productos con vinilo o silicona.

ROPAS

- Látex: tejidos elásticos, ropa interior...
- Sustitutivos: productos con spandex, lycra.

EN CASA

- Látex: guantes de goma.
- Sustitutivos: productos con nitrilo, neopreno, vinilo o silicona.

JUGUETES O MATERIAL DE DEPORTES

- Látex: globos, balones, mangos de raquetas...
- Sustitutivos: productos con cuero, o *mylar*.

MOBILIARIO

- Látex: colchones o almohadones con látex.
- Sustitutivos: poliuretano.

PRODUCTOS SANITARIOS

- Látex: preservativos de hombre y de mujer, diafragmas, guantes quirúrgicos, vendas, tiras de curas...
- Sustitutivos: látex sintético, productos de nitrilo, neopreno, vinilo o silicona.

¿Cuál es el tratamiento de la alergia al látex?

El tratamiento de la alergia al látex es, como en todas las alergias a determinadas sustancias. Se recomienda:

- Evitar el contacto con el látex (es importante que el paciente conozca los productos que lo contienen y, también, que el propio alérgico lleve algún tipo de identificación que lo advierta).
- Antihistamínicos si se producen dermatitis en las manos con mucho picor.
- Corticoides en las formas crónicas.
- Adrenalina en el caso de anafilaxia, y medidas de mantenimiento de las vías aéreas y constantes vitales, tales como la tensión, pulso y temperatura.

RECUERDE

- El látex o caucho natural es una goma de origen vegetal que se extrae de un árbol de la selva amazónica.

- Los productos de látex que causan las reacciones alérgicas son: guantes de cirugía, sondas, balones, globos, preservativos, ligas, llantas de coches....

- Hay predisposición a tener alergia al látex, y se ha visto que es más frecuente en mujeres, atópicos y pacientes con dermatitis en las manos.

- Hay tres tipos de reacciones alérgicas: vía cutánea (urticaria de contacto, dermatitis de contacto), vía aérea (trabajadores de productos farmacéuticos, textiles, imprentas, industria de papel y personal sanitario) y vía mucosa (en operaciones, inyecciones, catéteres....).

- Es más frecuente la alergia al látex en individuos en personal sanitario y en personas con espina bífida y con problemas de las vías urinarias por la exposición frecuente al material.

- Hay reacciones cruzadas entre el látex y ciertos alimentos como frutas (como el kiwi), pescados, crustáceos y moluscos.

- Se puede evitar la alergia sustituyendo guantes de látex por guantes de vinilo, pero sin embargo los condones de piel natural no protegen contra el sida, aunque si previenen del embarazo.

- Su tratamiento consiste en evitar el contacto con el látex, antihistamínicos, corticoides y adrenalina en casos graves.

ALERGIA A LAS PICADURAS DE INSECTOS

Picaduras de insectos. Un problema veraniego

Existen una serie de seres vivos portadores de un aparato picador característico, a través del cual inyectan a sus víctimas un veneno o ponzoña exclusivo.

Estas sustancias son mezclas complejas de compuestos tóxicos y digestivos, que son inyectados a través de un aguijón en un punto exclusivo de la superficie del cuerpo humano.

En ocasiones, en caso de ataques masivos, pueden ser decenas o cientos de puntos de inoculación, cómo por ejemplo la agresión por parte de un panal de abejas o un enjambre de avispas; si bien es cierto que este hecho es poco frecuente.

Unas veces dicho aguijón es conservado por el insecto, y en otras se queda dentro de la piel.

¿Cuáles son los insectos más frecuentes en las alergias?

Por frecuencia son las picaduras de mosquitos las causantes de mayor número de problemas, pero son las avispas y abejas (denominados himenópteros) las más peligrosas.

Se pueden distinguir muchos tipos de insectos:

HIMENÓPTEROS

Incluye las avispas, abejas, abejorros, hormigas...

Existen más de 100.000 especies en el mismo grupo llamado orden *Hymenoptera*. Estos insectos causan al hombre más picaduras que ningún otro grupo de animales venenosos.

La diferencia entre las picaduras de abejas con las avispas, es que las abejas mueren tras la picadura, pues su aguijón se queda clavado en la víctima y esto a su vez ocasiona su muerte; por el contrario las avispas retienen el aguijón y pueden picar de forma repetida.

Su veneno es un mecanismo eficaz de defensa, pudiendo provocar reacciones alérgicas, aunque puede resultar mortal en individuos hipersensibilizados ante dichas sustancias químicas.

Sólo atacan cuando se les molesta, sienten peligro o intentan defender su panal o colmena.

La gravedad del cuadro depende del número de picaduras (hasta 1.000 en algunos casos), si ha habido exposición anteriormente, edad y estado general del paciente.

Las reacciones alérgicas aparecen con más frecuencia en los cuidadores de abejas pues son los apicultores los que tras varias picaduras llegan a sensibilizarse.

MOSQUITOS

Es el insecto que más picaduras produce.

Aparecen en verano atacando desde el comienzo del crepúsculo hasta la salida del sol.

Se alimentan succionando la sangre de sus víctimas, para lo cual atraviesa con su aparato succionador la piel e inocula una sustancia anticoagulante para poder «chupar» la sangre, siendo dicha sustancia la que ocasiona el conocido picor y la típica roncha.

Son atraídos por el CO_2 del aliento y por sustancias químicas que se desprenden con el sudor además de por la temperatura del cuerpo humano.

Sólo pica el mosquito hembra pues el macho se alimenta de néctar.

PULGAS

Se caracterizan porque pican casi en hilera o grupos.

Producen ronchas centradas por el punto de la picadura.

El problema que origina es más un problema de tipo sanitario, ya que transmiten enfermedades con su picadura.

CHINCHES

Son picaduras grandes aisladas.

A diferencia de los mosquitos o pulgas succionan de forma lenta hasta saciarse aumentando incluso varias veces su tamaño, tras lo cual se despegan permaneciendo en las ropas o prendas de su víctima para seguir picando.

¿Pueden estas picaduras comprometer la vida de las personas?

Afortunadamente, en nuestro país, la frecuencia de casos graves por picadura de escorpiones, abejas, avispas, arañas o medusas, es

Pulgas

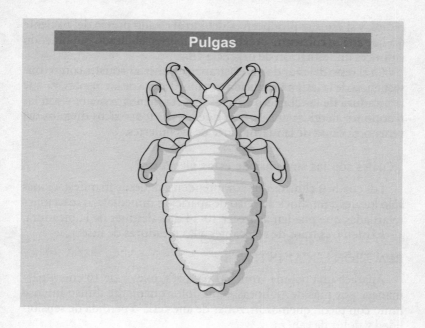

Chinches

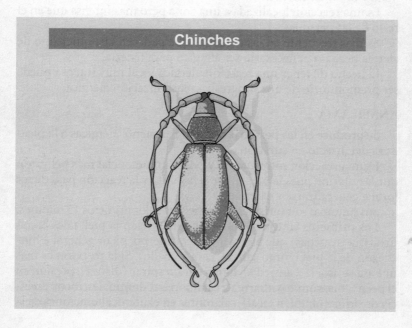

escasa, y si éstos se producen es debido al estado previo del paciente o a que éste se encuentra previamente hipersensibilizado, suponiendo entonces una situación de urgencia vital.

En el resto del mundo se registran más muertes anuales como consecuencia de la lesión producida por mordedura de serpientes, ya que la picadura de las abejas o avispas inyecta menos veneno, y son las reacciones alérgicas graves, más que los efectos tóxicos directos del veneno, la causa de la mayor parte de las muertes.

¿Cuáles son los síntomas de estas picaduras?

Los cuadros clínicos que comprenden van desde manifestaciones sólo locales a un shock alérgico de aparición inmediata, o reacciones retardadas que pueden aparecer 10-14 días después de la picadura.

Existen tres tipos de reacciones a las picaduras de insectos:

REACCIÓN LOCAL INTENSA

Aparece una pápula (roncha) pasajera, mayor de 10 cms y permanece por más de 48 horas, o un dolor quemante difuso intenso junto con picor, quemazón, zonas de anestesia o pérdida de sensibilidad y dolor de cabeza.

Es una reacción localizada a una zona pero más intensa que en el resto de las personas.

Es más frecuente en las personas que padecen cualquier tipo de alergia pero no es necesario ser alérgico para tenerla.

El hecho de tener una reacción alérgica local muy intensa puede ser premonitorio de una progresiva sensibilización alérgica.

ANAFILAXIA

Se produce en las personas que son realmente alérgicas a la picadura del insecto en cuestión.

Es una reacción muy intensa y posee un potencial más peligroso que la anterior, pues la persona se sensibiliza y la reacción pasa de ser local a generalizarse y extenderse.

Sus síntomas son variables, apareciendo en los primeros 15 minutos.

Los primeros síntomas son generalmente en la piel, tales como urticaria (ronchas) que afecta a todo el cuerpo, picor general e hinchazón de la piel (como cabeza, cara y cuello). Si la reacción es más intensa se asocia a ansiedad, fatiga para respirar (disnea), presión en el pecho, tos, vómitos, diarrea y calambres abdominales, incontinencia de orina (también fecal), calambres en el útero, alteraciones de la frecuencia y ritmo del corazón, dificultad para tragar, parálisis de los ojos, fiebre, espasmos e incluso la muerte.

REACCIÓN TÓXICA

Ocurre en personas que se inocula una gran cantidad de veneno como consecuencia de picaduras múltiples o por la localización de éstas.

Son especialmente peligrosas las picaduras de insectos que se producen en la cabeza, cara y cuello, donde más de 40 picaduras de mosquitos o aun menos de avispas puede conllevar un riesgo importante.

Si ocurre en párpados, labios, etc., originan una gran reacción local.

¿Cómo se diagnostican las picaduras?

DATOS CLÍNICOS

Mediante lo que cuente el paciente y la lesión que se origina con la picadura, como la roncha o reacción local producida.

ANALÍTICA

PRUEBAS CUTÁNEAS

Se realizan para establecer a qué es alérgico el paciente.

¿Cómo se pueden prevenir las picaduras de insectos?

Tanto las abejas como las avispas pican sólo como defensa de ellas mismas o de sus nidos.

La mayoría de las picaduras se producen entre los meses de mayo y septiembre siendo julio y agosto los meses con mayor frecuencia de picaduras debido a las altas temperaturas que ponen en gran actividad a estos insectos.

Las abejas comunes son atraídas por la fragancia de las flores, los colores brillantes y la superficie de aguas tranquilas; teniendo esto presente para evitar los accidentes se debe procurar no usar ropa de colores vivos ni perfumes muy fuertes durante la época de mayor actividad.

Estos himenópteros se alimentan de zumos, savia, néctar y líquidos azucarados, en estado de larva algunas avispas se alimentan de otros insectos, para lo cual la progenitora usa su veneno para paralizar a la futura fuente alimenticia de la larva.

Al inyectar el veneno la avispa conserva el aguijón pudiendo así picar varias veces, cosa que no ocurre con la abejas, pues su aguijón posee partes en el lateral, a modo de garfios, que se anclan en el tejido de la víctima, perdiéndose junto con parte del estómago, por lo que la abeja sólo podrá picar una vez y morirá.

En el caso de que no se vea el insecto que ha producido la picadura, si el aguijón permanece en la piel, podremos decir que ha sido la abeja, y hay que tener cuidado al retirarlo pues se puede, involuntariamente, presionar el saco del veneno e inocular todo su contenido.

Cuando una avispa pica libera una sustancia que incita a otros miembros de la colonia a picar, por lo que es aconsejable, en caso de picadura, alejarse lo más pronto posible del área del accidente para evitar un ataque masivo.

¿Existen recomendaciones generales para evitarlas?

Sí que hay una serie de recomendaciones generales cómo son:

● No se acerque a panales de abejas ni a nidos de avispas; si se acerca, retírese con movimientos lentos.

● Si una abeja o avispa se posa sobre alguna parte de su cuerpo no intente matarla ni espantarla; permanezca quieto o haga sólo movimientos lentos hasta que se aleje.

● Durante la época de calor, si bebe algún líquido azucarado, compruebe que no hay abejas o avispas en los bordes del recipiente.

● Si deja ropa en el suelo sacúdala antes de ponérsela, pues puede haber alguna avispa entre sus pliegues.

● Evite caminar por los huertos en floración, campos de tréboles o cualquier área con abundantes flores.

● Si camina por el exterior de la casa, hágalo siempre calzado.

● Durante la época de mayo a septiembre use ropa de colores poco llamativos (ropa oscura y gris), ya que los colores blancos, pastel o brillantes los atraen.

● Use ropa de manga larga y pantalones largos con calzado alto cuando camine por el campo.

● No use perfumes, cosméticos ni sprays para el cabello cuando salga al campo, porque atraen a los insectos.

• Ciertos olores corporales, así como sudores con gran cantidad de sal, o repelen la picadura de los mosquitos; también cuando se deja el salitre del agua del mar o bien se ingiere vitamina A, que actúa como repelente de mosquitos.

• No pode árboles ni siegue césped o setos durante la época de actividad.

• Las colisiones con éstos insectos pueden causar picaduras por lo tanto evite correr o montar a caballo, en bicicleta o en moto en áreas en que haya abundancia de flores. Un coche descapotable con el techo bajado es especialmente peligroso.

• No comer al aire libre en las salidas al campo.

• Dentro de recintos cerrados mantenga una red para atrapar cualquier insecto volador que penetre.

• También es útil tener un insecticida para matarlos (en la guantera del coche puede ser muy útil).

• Los repelentes de insectos pueden ser aplicados directamente sobre la piel o bien sobre la ropa o bien ser esparcidos mediante vaporizadores.

• La dietiltoluamida parece ser el más eficaz repelente de insectos entre los disponibles en el mercado pero es irritante, sobre todo en los ojos, boca y heridas; además pueden inducir irritación bronquial en pacientes especialmente sensibles como son los asmáticos.

• Las lámparas UVA atraen insectos y los electrocutan, siendo muy eficaces para moscas y otros insectos, aunque no tanto para los mosquitos.

• Las tiras repelentes que contienen citronela repelen a los insectos de la tira, pero no de los humanos salvo que éstos estén cerca de ella.

• Use tiras de pegamento que contienen sustancias aromáticas que los atraen y al posarse se quedan adheridos y mueren. Útiles en ambientes cerrados.

• Advierta a los niños de no tirar piedras o ramas a los nidos de los insectos.

• Mantener la basura bien cerrada y alejada.

• Llevar siempre a mano un botiquín que contenga tabletas de isoproterenol para uso sublingual (se pone debajo de la lengua), adrenalina en aerosol para inhalación, y pinzas para extraer el aguijón, sobre todo en las salidas al campo.

¿Cuál es el tratamiento en caso de picaduras?

Como en el caso de todas las alergias, el mejor tratamiento de éstas es la prevención.

En el caso de:

REACCIÓN LOCAL

- Se debe extraer el aguijón en caso de que se haya quedado retenido.
- Lavado de la herida con agua y jabón.
- Aplicar frío local.
- Administras antihistamínicos a bajas dosis y de forma diaria por vía oral, nunca en pomadas.
- A veces es necesario el empleo de antiinflamatorios también por vía oral.

ANAFILAXIA O ANTECEDENTES DE ALERGIAS

- Si el sujeto es alérgico y es picado por el insecto debe acudir al hospital donde se tratará de forma rápida, ya que la reacción aparece en los primeros 15 minutos y por lo tanto es de carácter urgente.
- Se administra adrenalina subcutánea con carácter obligatorio.
- Se dan antihistamínicos y corticoides de forma opcional.
- Muchos apicultores y trabajadores del campo alérgicos a avispas y abejas disponen de adrenalina en su casa por si surge esta reacción.

En los sujetos alérgicos con factores de riesgo está indicada la desensibilización con el empleo de una *vacuna* que ofrece uno de los más altos índices de éxito de tratamiento.

La desensibilización debe hacerse 14 días después de una picadura grave.

RECUERDE

- Las picaduras de insectos siguen siendo un problema veraniego, inyectando un aguijón en un punto exclusivo de la superficie del cuerpo humano.

- Las picaduras de mosquitos son las causantes del mayor número de problemas, pero las avispas y abejas suelen ser las más peligrosas.

- Se pueden distinguir muchos tipos de insectos: himenópteros (avispas, abejorros, hormigas...), mosquitos, pulgas y chinches.

- La diferencia entre las picaduras de abejas con las avispas, es que las abejas mueren tras la picadura, pues su aguijón se queda clavado en la víctima, pero esto a su vez ocasiona su muerte; las avispas retienen el aguijón y pueden picar de forma repetida.

- La frecuencia de casos graves por picaduras de insectos es escasa, dependiendo del estado previo del paciente, como la hipersensibilización previa.

- Los cuadros clínicos más frecuentes que producen son: reacción local intensa (roncha mayor de 10 cms. y con picor, quemazón), anafilaxia (urticaria, dificultad para respirar, presión en el pecho, alteración del ritmo, dificultad para tragar, y muerte) y reacción tóxica (picaduras en cabeza, cara y cuello).

- Se diagnostican por los datos clínicos, analítica y pruebas cutáneas.

- Existen una serie de recomendaciones generales para evitar las picaduras: protegerse cuando se sale al campo, usar ropa poco llamativa y de manga larga, no comer al aire libre, no usar perfumes o cosméticos que atraigan a los mosquitos o utilizar insecticidas para matarles.

- El tratamiento más utilizado en caso de una reacción local es: aplicar frío, extraer el aguijón, administrar antihistamínicos a bajas dosis y antiinflamatorios también por vía oral.

- El tratamiento en caso de anafilaxia es administrar adrenalina subcutánea de forma urgente, antihistamínicos y corticoides de forma excepcional, y en caso de factores de riesgo, tras una picadura grave, administrar la vacuna.

SABÍA USTED QUE...

- Los jeroglíficos en las paredes de la tumba del rey Menes relatan su muerte por picadura de una avispa o avispón, en el año 2621 a. C., de lo cual se deduce que era alérgico a los insectos.

ALERGIA A LOS ÁCAROS DEL POLVO

Introducción

Recibe otros nombres cómo: *alergia al polvo doméstico, asma por ácaros o rinitis por ácaros.*

¿Qué son los ácaros del polvo?

Los ácaros del polvo son unos seres microscópicos de la familia de las arañas, con un tamaño entre 0,25 y 0,35 micras, ciegos, a los cuales les molesta la luz y que están emparentados con garrapatas, arañas y con el ácaro de la sarna.

Las especies más comunes en Europa son los *Dermatophagoides pteronyssinus* (con máxima infestación en el litoral de Galicia, la franja cantábrica, la costa mediterránea, las islas Baleares y Canarias) y las *Euroglyphus maynei.*

Actualmente se han identificado más de 30.000 especies distintas.

Tienen un ciclo de crecimiento (de huevo a adulto) de 25 días.

Requieren para su crecimiento una humedad relativa óptima del 70-80 por 100, siendo letal la humedad inferior al 45 por 100, y una temperatura de 20-30ºC.

Se alimentan de detritus humanos y animales.

Son inofensivos para el hombre, pero sus residuos fecales o heces poseen un gran poder alérgico para nosotros.

Se pueden encontrar conviviendo con nosotros en nuestras viviendas y a veces en el trabajo; en sitios donde se acumula el polvo, como moquetas, tapicerías, almohadas, mantas, edredones, colchones, sillones, librerías, en el pelo de los animales y niños.

Los sofás y los colchones, debido a la profundidad de su relleno, retienen mucha humedad, y son un excelente ambiente para ellos. En éstos, los ácaros encuentran los tres factores que necesitan: humedad, calor (procedente de la transpiración de la persona cuando duerme) y comida (escamas de piel humana).

La introducción en los últimos 50 años de cambios en la forma de construcción de las casas y en los hábitos de limpieza ha aumentado el desarrollo de los ácaros del polvo doméstico: la utilización de moquetas, el uso de aspiradores (los ácaros son aerosolizados cuando se pasan a la aspiradora), la calefacción central, los sistemas de ventilación y humidificación para ahorrar energía, el mayor tiempo de permanencia dentro de las casas, entre otros.

Son el agente ambiental que con más frecuencia causa alergia respiratoria en el mundo. Además, la alergia a los ácaros está involucrada en el origen de algunos casos de dermatitis atópica.

¿Cuáles son sus causas?

Al referirnos a la «alergia al polvo», realmente estamos hablando de la alergia a los ácaros del polvo doméstico o de casa.

El término de alergia al polvo no es correcto; al fin y al cabo, el polvo está formado por distintos componentes como escamas humanas, restos de alimentos, material inorgánico, fibras textiles.

Las partículas fecales (heces) producidas por estos ácaros son la principal fuente causante de las alergias. Cada ácaro produce unas 20 partículas fecales cada día.

Estas partículas continúan ocasionando síntomas alérgicos incluso tras la muerte del ácaro.

Estudios actuales indican que los niveles críticos de ácaros del polvo doméstico que poseen un factor de riesgo para el asma se encuentran entre 100 a 500 ácaros por gramo del polvo.

Paralelamente, es posible que la inhalación de polvo empeore a pacientes con rinitis o asma por irritación de las vías respiratorias, sin que exista una alergia a los ácaros.

Ha quedado totalmente demostrado que la disminución de la contaminación de ácaros en el ambiente doméstico condiciona una disminución de síntomas de asma, las necesidades de medicación o tratamiento y las complicaciones asociadas.

¿Cuándo se producen los síntomas de la alergia a los ácaros?

A diferencia de las personas que son alérgicas al polen que presentan rinitis y asma en primavera, habitualmente los alérgicos a los ácaros presentan sus síntomas en otoño.

Aunque la exposición a los ácaros es en el interior del domicilio durante todo el año, se ha visto que en otoño proliferan y crecen mucho más, al darse a unas mejores condiciones de humedad y temperatura que facilitan su desarrollo, debido al inicio de las lluvias y a la puesta en marcha de las calefacciones. También influye una menor ventilación de las viviendas en relación a los meses de primavera y verano.

¿Se puede conocer el grado de exposición a ácaros en una vivienda para tomar medidas?

Sí, se puede medir exactamente el nivel de los ácaros más importantes de nuestro medio en el polvo de la casa.

Esta determinación se hace mediante anticuerpos monoclonales y es muy exacta, aunque lenta y costosa.

Como alternativa se puede realizar una medición menos exacta con métodos colorimétricos o *Kits* donde se valora la presencia de proteínas excretadas por los ácaros. En las casas donde hay pájaros, este test pierde eficacia puesto que los pájaros excretan proteínas parecidas o iguales a las de los ácaros.

En ambos casos los datos obtenidos pueden orientarnos a la hora de decidir la necesidad de adoptar medidas antiácaros en la casa.

¿Cómo luchar contra este tipo de alergia?

Los pacientes que presentan un asma alérgico en los que la sensibilización a los ácaros del polvo doméstico ha sido demostrada mediante pruebas cutáneas y/o test *in vitro,* son los candidatos para realizar las medidas preventivas de control ambiental.

El dormitorio es la habitación más importante para realizar estas medidas de control, aunque otras áreas de la casa –como el salón de estar, que puede contener muebles tapizados o alfombras– pueden ser también importantes.

Entre los consejos generales hay que tener en cuenta:

• El alérgico debe tener un dormitorio individual, bien ventilado al exterior y sin manchas de humedad. La temperatura no debe sobrepasar los 22ºC.

• La aspiración del dormitorio o de la casa debe ser realizada por otra persona que no sea el paciente (si esto no es posible el paciente debe utilizar durante ésta una mascarilla).

• La habitación debe contener los muebles indispensables (cama, armario, mesita). Evite libros, juguetes, posters, moquetas, alfombras, cortinas...

• En el caso de los niños, deben prohibirse juguetes de paño o de peluche.

• Se debe ventilar la habitación para provocar un descenso de la humedad del ambiente y de la temperatura. La ventilación se hará a la hora de mayor sol después de la limpieza diaria.

• La limpieza del dormitorio se debe hacer por la mañana y con la ventana abierta.

• Emplear un paño húmedo para eliminar el polvo, de esta forma se evita que se traslade de un lugar a otro de la habitación, ya que se levanta polvo.

• El colchón y la almohada deben ser de goma espuma, látex o de material acrílico, y aspirarlos durante 10 minutos por cada cara una vez al mes y exponerlos al sol 30 minutos 2 o 3 veces al año.

• Las mantas deben ser acrílicas y lavarlas cada 3 meses y airearlas con frecuencia. Al final de las temporadas, guárdelas en otra habitación.

• Colocar la ropa y objetos pequeños que acumulen polvo en armarios cerrados o cajones.

• El aislamiento del contacto con alérgenos se realiza mediante los cobertores o fundas de plástico de almohadas, cojines y colchones, fundamentalmente de plástico o mixtos que permitan la transpiración.

• Utilice cortinas de algodón lavables y retire las alfombras de la habitación, evitando los sofás tapizados y las sillas.

• El lavado a altas temperaturas (por encima de los 50ºC) del material textil de camas y otros tejidos consigue matar y limpiar los ácaros, realizándose una vez por semana.

• El lavado en seco, con temperatura de 55ºC y durante más de 10 minutos también es efectivo para matarlos.

• Una vez realizada la limpieza, se cerrará la puerta y la ventana y se evitará entrar en la habitación hasta el momento de acostarse. Con ello se logra que caigan las partículas al suelo y que el aire quede libre de ellas durante toda la noche.

• Se deben evitar que los dormitorios estén en los pisos bajos o en sótanos, dónde es más frecuente encontrar los ácaros.

• Si es posible, evitar casas con moqueta; son preferibles los suelos pulidos con las alfombras fácilmente desplazables.

• Se pueden utilizar aspiradoras con potencia adecuada y filtros HEPA o de agua, sobre todo son útiles para eliminar ácaros muertos, una vez por semana.

• El uso de acaricidas (benzyl benzoato, sumetrin, permetrin, ácido tánico...) se suele hacer cada 3 meses, sobre todo en el caso de continuar con alfombras.

● Asegúrese que los filtros que están colocados en la calefacción central y el aire acondicionado están limpios.

¿Existen vacunas para la alergia a los ácaros? ¿Son eficaces?

Sí, existen vacunas muy eficaces que permiten una curación total o parcial de la alergia a los ácaros.

Para valorar su receta es importante tener un diagnóstico correcto, que confirme que los síntomas de los pacientes se deben a la sensibilización a los ácaros.

RECUERDE

● Los ácaros del polvo son unos seres microscópicos de la familia de las arañas, y emparentados con garrapatas, arañas y ácaro de la sarna.

● Tienen un ciclo de crecimiento de 25 días, y requieren para su crecimiento una humedad relativa óptima del 70-80% y una temperatura de 20-30 ºC.

● Se alimentan de detritus humanos y animales, siendo inofensivos para el hombre, pero sus residuos fecales o heces poseen un gran poder alérgico.

● Son los agentes ambientales que con más frecuencia causan alergia respiratoria en el mundo, debido a que se encuentran en los sitios de humedad como los sofás y colchones, moquetas...

● Al referirnos a la alergia al polvo, realmente estamos hablando de la alergia a los ácaros del polvo doméstico o de casa.

● Está demostrado que la disminución de la contaminación de ácaros en el ambiente condiciona una disminución de los síntomas de asma, las necesidades de medicación y las complicaciones asociadas.

- Las personas alérgicas a los ácaros presentan los síntomas en otoño, a diferencia de los alérgicos al polen, que es en primavera.
- Hay medidas para conocer el grado de exposición a ácaros en una vivienda para tomar medidas y prevenir los síntomas, o incluso pruebas cutáneas para diagnosticar las alergias.
- Entre las medidas generales a tomar en cuenta está la ventilación del dormitorio del paciente, evitando muebles indispensables y objetos que acumulen polvo, cómo peluches, alfombras, cortinas...
- Existen vacunas muy eficaces para la curación total o parcial de la alergia.

ALERGIA AL POLEN

¿Qué es el polen?

El polen es un polvillo formado por granos microscópicos que representan los elementos masculinos de los árboles y plantas, cuya función es fecundar la parte o flor femenina para formar el fruto y posteriormente nuevas semillas.

Su tamaño es microscópico y su forma, la mayoría de las veces es esférica.

El polen de las plantas con flores de colores vivos, como las rosas, generalmente no desencadena alergias. Este tipo de polen es transportado de una planta a otra por los insectos.

Muchos árboles y hierbas de poca altura como las de las praderas o el césped de los parques, tienen tipos de polen pequeño, liviano y seco aptos para diseminarse con las corrientes de aire y que son los que desencadenan síntomas de alergia.

En nuestras latitudes, la polinización se realiza con el viento como medio de arrastre y diseminación de los granos de polen, y a cargo de insectos (abejas, mariposas, escarabajos...).

Cada planta tiene un período de polinización que no varía considerablemente de un año a otro. Sin embargo, las condiciones meteorológicas pueden afectar la cantidad de polen en el aire en un momento dado.

En general, los pólenes de los árboles son los predominantes durante el invierno y principios de la primavera; los pólenes de las gramíneas, durante la primavera y los de las malezas, en verano y otoño.

¿Cuántos tipos de polen existen?

Entre las miles de plantas existentes, sólo unas pocas están involucradas en la elaboración de la mayor parte de los pólenes alergénicos.

Hay una serie de familias de plantas en nuestro medio:

- *Poáceas* (gramíneas)
- *Oleáceas* (olea u olivo, fraxinus o fresno y ligustrum o aligustre).
- *Urticáceas* (parietaria y urtica)

- *Compuestas* (artemisa y ambrosía)
- *Chenopodiáceas-amarantáceas* (amaranto)
- *Plantagináceas* (plantago)
- *Poligonáceas*
- *Betuláceas* (abedul, avellano)
- *Platanáceas* (plátano de sombra)
- *Cupresáceas* (ciprés)
- *Fagáceas*
- *Pináceas* (pino)
- *Euforbiáceas* (mercurial, ricino)

La polinosis más importante en Europa es la debida a las gramíneas, al igual que ocurre en la gran mayoría de regiones geográficas estudiadas.

Pero otros pólenes como el del abedul, olivo o parietaria, tienen una importancia según la zona.

Polinización y clima

La pluviosidad durante el otoño e invierno condiciona la mayor o menor germinación y crecimiento de las plantas, y por lo tanto la cantidad de pólenes que se emiten a la atmósfera.

Durante el período de polinización las concentraciones de polen aumentan con subida de la temperatura (días secos y soleados) y disminuyen con la lluvia o el frío.

Las mayores concentraciones suelen ser por las mañanas, ya que las plantas desprenden el polen a primeras horas, como las 7-10 horas, y al atardecer, pues al enfriarse el aire, los pólenes bajan desde capas más altas de la atmósfera hacia la superficie.

Las concentraciones de polen suelen ser menores en las ciudades que en zonas rurales o pueblos, debido al efecto barrera que producen los edificios altos al frenar la penetración, y el calor producido por el cemento y el asfalto que produce corrientes que ascienden de aire y arrastran los pólenes a zonas más elevadas de la atmósfera.

Las turbulencias que se crean en las ciudades por el tráfico y/o el viento a través de las calles, pueden aumentar nuestra exposición a los granos de polen.

Los recuentos de pólenes son importantes para los pacientes, con el fin de que puedan predecir los síntomas y tomar las medidas para evitarlos.

Se ha comprobado que existe una relación entre recuentos y síntomas en pacientes sensibles al polen de olivo, ya que por encima de 200 granos/m3 de aire de forma diaria, reactivan los síntomas en la mayoría de los pacientes con alergia al polen de olivo; o en el caso de las gramíneas ocurre con 50 granos/m3, 30 granos/m3 con las urticáceas y 80 granos/m3 con la Betula.

¿Cuáles son las características de las plantas que producen los pólenes alergénicos?

Entre las miles de plantas que existen, sólo unas pocas son las que elaboran la mayor parte de los pólenes alergénicos, siendo más frecuentes en nuestro medio las antes descritas.

Desde un punto de vista clínico, se clasificó las polinosis (inflamación de la mucosa nasal y/o conjuntival y/o bronquial causada por granos de polen) en relación a tres épocas del año:

FINALES DE OTOÑO E INVIERNO

Incluye los meses de noviembre a marzo, y en ella destacan los pólenes de árboles de las familias cupresáceas y betuláceas.

PRIMAVERA Y PRINCIPIOS DE VERANO

Incluye los meses de abril a julio, siendo los pólenes importantes en esta época los de plantas herbáceas y árboles: poáceas o gramíneas, urticáceas, plantagináceas y oleáceas.

VERANO Y PRINCIPIOS DE OTOÑO

Incluye los meses de agosto a octubre, siendo los pólenes más importantes lo de las familias Chenopodiáceas y Amarantáceas.

Vamos a ir comentando cada una de las características de las plantas, para saber más acerca de su distribución, forma del polen, período de polinización, etc.

GRAMÍNEAS

● Las gramíneas o poáceas son una familia que comprende miles de especies herbáceas que se caracterizan por tener tallos huecos y hojas largas y estrechas.

● Es una familia de gran importancia económica: los cereales son gramíneas cultivadas que incluyen especies tan conocidas como el arroz, el trigo, la avena, la cebada, el centeno y el maíz.

- A ella pertenecen muchas de las hierbas que encontramos en los prados.
- Sus flores son bastante pequeñas y están agrupadas formando espiguillas.
- Forma del polen: esferoidal u ovoide, de tamaño pequeño (22-80 micras) y superficie lisa o con granulaciones finas.
- El período de polinización es muy amplio, oscilando entre 6-10 meses.
- La época de floración se retrasa de sur a norte de Europa. En los países mediterráneos se produce en el mes de mayo.
- En España se distinguen determinadas zonas:
  - La España seca, con primaveras cortas y temperaturas extremas, con cambios de éstas que provocan floraciones explosivas en poco período de tiempo, en los meses de mayo a junio.
  - La zona mediterránea, con clima más suave que favorece una floración más larga pero más suave.
- La polinización de la grama común y del maíz pueden durar hasta finales de verano.
- Son la causa más importante de polinosis en Europa, debido a la gran alergenicidad de sus pólenes y a la distribución extensa vegetal (20 por 100 de la superficie vegetal del mundo).
- Las personas alérgicas a algún tipo de gramínea lo suelen ser a otras por su reactividad cruzada.
- Para producir síntomas en los sujetos sensibilizados es necesario que en el ambiente que respiramos exista una concentración de al menos 50 granos por metro cúbico.

URTICÁCEAS

- Las más frecuentes en nuestro medio son la urtica y la parietaria.
- Suelen distribuirse en regiones tropicales y subtropicales, apareciendo la urtica en regiones templadas y frías, mientras que la parietaria habita frecuentemente en paredes, fisuras y grietas de rocas calcáreas.
- Forma del polen: esferoidal, de tamaño pequeño (13-19 micras).
- El período de floración es muy prolongado, de febrero a noviembre.
- En nuestro país no se superan valores medios diarios superiores a los 200 granos/m3 de aire.
- La parietaria ocupa el primer puesto dentro de las alergias por polen del área mediterránea, principalmente en zonas próximas a la costa (España, Francia, Italia, Croacia, Grecia, Turquía, Líbano...).

• Es responsable de 0,9%-43,1 por 100 de las polinosis en nuestro país, y la más frecuentemente implicada en el asma, con síntomas como la tos y el picor en el velo del paladar.

COMPUESTAS / ASTERÁCEAS

Incluye plantas con polinización por el viento como ambrosía, parteno o artemisa, y de polinización por medio de insectos como el girasol, ruda dorada, diente de león, crisantemo y dalia.

Artemisa

Está formada por 400 especies. Es la compuesta más importante de nuestro medio. Poliniza a finales de verano-otoño. La forma del polen es esferoidal, pequeño (18-24 micras), y alto peso, por lo que navegan en pequeñas cantidades en el aire. Es causa poco frecuente de polinosis en nuestro medio.

Ambrosia

Se encuentra en campos secos y en pastos, alrededor de carreteras y vías de ferrocarril, así como en terrenos desiertos y descuidados. Requiere un clima cálido, tierra seca y suficiente humedad durante el verano. La forma del polen es esferoidal, achatado, de tamaño pequeño (22-26 micras).

Florece en los meses de agosto y septiembre. En España se registra poco polen de ambrosía.

Más de 200 especies han demostrado su capacidad de producir dermatitis de contacto alérgica y urticaria de contacto.

Suele producirse como enfermedad ocupacional en floristas, granjeros, horticultores y jardineros profesionales, pero también se produce por contacto local por plantas en uso como remedios medicinales, en jardinería doméstica o como plantas de decoración.

CHENOPODIÁCEAS / AMARANTÁCEAS

Dentro de las chenopodiáceas se encuentran la salsola, de distribución amplia, muy resistentes a la sequía, crecen en suelos secos y salinos (habitual en bordes de caminos, escombreras). Sus nombres habituales son el «cenizo», «armuelle» o «salado», y el período de floración corresponde a la época veraniega tardía.

Dentro de las amarantáceas se encuentra el «amaranto sanguinario» o «zumárraga», que se utilizan en la decoración.

La forma del polen es esferoidal, pequeño (10-28 micras) y con una superficie rodeada de poros en forma de «pelota de golf».

Tienen un papel importante en zonas como Elche, Toledo, Logroño, Ciudad Real, Zaragoza, Málaga o Sevilla.

El cenizo es resistente a la sequía, predomina en áreas con baja pluviosidad como el valle del Ebro y la confluencia entre Almería, Albacete y Murcia.

Producen frecuentemente síntomas de rinoconjuntivitis.

LLANTÉN (PLANTAGO)

Las principales especies con capacidad alérgica son: llantén mayor, pie de liebre y llantén menor.

La forma del polen es de simetría radia, tamaño pequeño-mediano (19-39 micras) y superficie verrugosa.

Comienza desde principios de primavera, hasta finales de julio, debido a que la floración coincide con este período y con el de las gramíneas.

Son muy pocos los pacientes que están sensibilizados sólo a este tipo de polen, la mayoría de ellos son sensibles también al polen de las gramíneas.

MERCURIAL

Pertenece a la familia de las euforbiáceas, y en España hay 7 especies.

La forma del polen es esferoidal-elíptico y de tamaño pequeño a mediano (19-22 micras).

La floración empieza en octubre hasta mayo.

La sintomatología en los pacientes suele ser de rinoconjuntivitis y/o asma estacional, y son pacientes polisensibilizados, es decir, no solamente son sensibles a este tipo de polen, sino que también son sensibles a otros muchos.

RICINO

Pertenece a la familia euforbiáceas.

El ricino es una planta herbácea arborescente en los países de clima templado, de crecimiento rápido, e incluso en los climas intertropicales y subtropicales llega a alcanzar hasta 8-10 metros de altura.

Se encuentra en casi toda España, bien sea cultivado o asilvestrado (antiguamente se aprovechaba sus semillas y hoy en día, se utiliza como decoración).

Se utiliza para la producción de aceites industriales en varios países, como Brasil y la India.

En nuestro país, se cultiva en grandes extensiones de terreno, en las comarcas del litoral y en Andalucía, para extraer el aceite de sus semillas, con destino a la industria y la farmacia.

La forma del polen es radiosimétrico, de tamaño mediano y superficie perforada.

Florece casi todo el año, alcanzándose los meses de noviembre a mayo los máximos niveles y descendiendo durante el verano.

La mayoría de los pacientes presentan rinitis y asma estacional o perenne, pero también urticaria, sobre todo en el ambiente laboral.

OLEÁCEAS

Es la principal del orden de las contortas, que engloba a 600 especies.

Se encuentra ampliamente distribuida por toda la cuenca Mediterránea y algunas zonas de Norteamérica (California, Arizona).

En Europa, las más importantes son el fraxinus (fresno) y la olea (olivo y acebuche).

En España, el olivo se extiende por toda la cuenca mediterránea, de tal forma que con frecuencia se considera como un buen indicador del clima mediterráneo.

La forma del polen es esferoidal y de tamaño mediano (18-22 micras).

La floración y polinización del olivo suele ser en mayo-junio, alcanzándose los niveles máximos entre la segunda quincena de mayo y primera de junio, favorecidos por el aumento de las temperaturas al final de la primavera, y coincidiendo con la polinización de las gramíneas.

La polinización del aligustre es en mayo y junio, y la del fresno de febrero a abril.

La alergia al polen del olivo es mayor en las zonas del interior de la península (57,8 por 100 de las polinosis) y en la zona sur (42,3 por 100).

La principal afectación es la rinoconjuntivitis, acompañándose de asma bronquial en menos de la mitad de los casos (40 por 100).

BETULÁCEAS

Dentro de éste género cabe destacar: el abedul y el avellano.

ABEDUL:

Es de distribución eurosiberiana.

Es un árbol oportunista y poco exigente.

Forma pequeños bosquecillos en claros y lugares abiertos producidos por la explotación forestal.

El polen del abedul predomina en toda la cordillera Cantábrica, como en la Coruña, Pamplona, Bilbao, San Sebastián, Vitoria y Logroño.

La forma del polen es esferoidal y de 20-25 micras de tamaño.
La época de floración es entre los meses de marzo y mayo, y no suele superar los 150 granos/m3 de aire y enseguida caen por efecto de la lluvia.
Es raro encontrar personas sensibilizadas sólo al abedul.
Tiene poca importancia clínica.

AVELLANO

Se localiza principalmente en la zona norte de España (Pirineos, País Vasco, Asturias, Santander, Sistema Ibérico, llegando hasta Sierra Nevada.
Se cría solo en laderas, fondos de valles fluviales, hoces y barrancos, en sitios sombríos y frescos.
La forma del polen es triangular, de tamaño entre 22-30 mm
La época de floración es muy temprana, entre enero y marzo.
La alergia al avellano está aumentando en el área mediterránea y se acompaña de alergias a otro tipo de pólenes.
Los síntomas que provoca son la rinoconjuntivitis de predominio en invierno, y puede acompañarse de asma.

CUPRESÁCEAS

Son árboles resinosos, con hojas simples, aciculares o en forma de escama.
Los géneros más importantes son: cipreses, enebros y sabinas, cedro blanco de Oregón, cedro blanco de California y árbol de la vida.

CIPRÉS

Tiene 20 especies, entre ellas: ciprés común, ciprés de Arizona, ciprés de Monterrey, ciprés de Portugal y ciprés llorón.
Se cultiva de forma abusiva como seto en zonas residenciales y para repoblaciones forestales en diferentes puntos de España.
Se encuentra en áreas mediterráneas como Francia, Italia, Israel y España.
El período de polinización se prolonga de octubre a abril, siendo, en general, máximo en febrero y marzo.
Los pacientes alérgicos al ciprés, presentan una frecuencia muy elevada de rinitis (100 por 100) y conjuntivitis (74-86 por 100). Se presenta como una rinitis invernal recurrente que no responde a los antibióticos.

PINÁCEAS:

El género característico es el *Pinus* (pino).

PINO

Existen 6 especies autóctonas en la península Ibérica.

Son árboles perennes con abundante ramificación, que da lugar a copas de contornos cilíndricos-piramidal.

La forma del polen es ovoide, con sacos aeríferos y de tamaño grande.

Florecen desde febrero hasta inicios de verano, empezando las de altitudes menores y acabando las de alta montaña.

Polinizan en el litoral mediterráneo y atlántico.

La totalidad de los pacientes con alergia al pino son naturales y residentes en áreas de extensos pinares.

Los síntomas se dan desde febrero hasta octubre en el norte de España.

Es frecuente la rinoconjuntivitis y escasas sensibilizaciones a pesar de una alta concentración de polen atmosférico.

PLATANÁCEAS

El género más característico es el *Platanus spanica* (plátano).

PLÁTANO DE SOMBRA

Es un árbol de hoja caduca, crecimiento rápido que tolera atmósferas muy contaminadas por polvo y gases.

Es muy utilizado en ciudades (calles, parques, jardines).

La forma del polen es esferoidal y de tamaño entre 16-18 mm.

La polinización se produce de forma explosiva al inicio de la primavera, entre los meses de marzo y abril.

La presencia de este polen se produce en el medio urbano.

Cuando se produce la caída de las hojas en otoño, éstas arrastran y desprenden pequeños granos que se habían quedado pegados en las hojas durante la época de polinización, por lo que se encuentran niveles a finales de octubre y principios de noviembre.

Hay un alto porcentaje de sensibilización al polen del plátano, pero sin relevancia clínica.

Produce rinoconjuntivitis y asma de carácter estacional.

A veces los pacientes también tienen síntomas durante los meses de septiembre y octubre, por la reflotación del polen adherido a las hojas que se desprende en el momento de la caída de las mismas.

¿Qué es la polinosis?

Es la inflamación de la mucosa de la nariz y/o conjuntiva y/o bronquios, causada por los granos de polen a través de un mecanismo defensivo del cuerpo humano.

Polinosis

La proteína liberada por el polen actúa como antígeno y hace que las células plasmáticas produzcan Inmunoglobulina E.

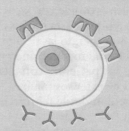

La Inmunoglobulina E se fija a receptores específicos de la superficie de otras células, los mastocitos.

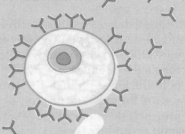

Los mastocitos, sensiblilizados por la imnoglobulina E, se comportan de forma especial en el caso de que exista nuevo polen.

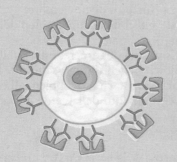

El mastocito con IgE, ante la presnecia de polen se comporta de forma especial liberando unas sustancias, que son las responsables de los síntomas del alérgico.

Es una enfermedad alérgica, también llamada fiebre del heno, que se caracteriza por síntomas que afectan a los ojos, nariz y pulmones.

Se presenta en las estaciones de primavera-verano, siendo más frecuente en el medio urbano que en el rural, como consecuencia de la contaminación en las ciudades. Afecta aproximadamente al 15 por 100 de la población, aumentando este porcentaje a un 30 por 100 entre los jóvenes.

¿Cómo se produce la alergia al polen?

Cuando el polen presente en la atmósfera penetra en el cuerpo humano a través de las mucosas expuestas al aire (ojos, nariz y boca), el sistema defensivo de las personas predispuestas a las alergias, produce una serie de reacciones y se forman una serie de anticuerpos (proteínas que circulan en la sangre) que son específicos para cada tipo de polen.

Estos anticuerpos viajan a unas células llamadas mastocitos que son particularmente abundantes en la nariz, ojos y pulmones.

Los anticuerpos, fundamentalmente IgE, se unen a la superficie de estas células y la próxima vez que una persona alérgica tome contacto con el polen, la IgE la captura. Así se inicia la liberación de sustancias conocidas como «mediadores de la inflamación» entre los que se encuentra la histamina, que produce los síntomas propios de la alergia.

Las personas que producen IgE contra los pólenes, son un grupo especial que en general reciben el nombre de atópicos.

Suele ser una tendencia familiar y por ello es frecuente encontrar en determinadas unidades familiares a varios miembros con los mismos síntomas.

¿Cuál es la clínica de la alergia al polen?

Al llegar la primavera, algunas personas, con más o menos intensidad, comienzan a notar estos síntomas:

CONJUNTIVITIS

- Picor de ojos
- Lagrimeo.
- Color rojo de la conjuntiva.
- Hinchazón de los ojos.
- Sensación de arenilla en los ojos.

RINITIS

- Picor de nariz
- Secreción de agüilla profusa.
- Estornudos.
- Congestión y obstrucción de la nariz.

ASMA

- Tos.
- Dificultad para respirar.
- Pitidos en el pecho.
- Expectoración o moco.
- Sensación de opresión en el pecho.

OTROS

- Malestar general.
- Cansancio.
- Depresión.
- Fiebre.
- Picor de paladar, garganta y oídos

Cuando aparecen estos síntomas, algunos o todos y se relacionan con días soleados con viento y empeoran al salir a la calle o al campo, podemos sospechar la alergia al polen.

Los pacientes con asma producido por el polen, pueden presentar fases agudas, bruscas y recortadas en el tiempo, solo durante períodos determinados del año, y permanecer con síntomas leves o sin ellos el resto del año.

Los síntomas alérgicos a menudo disminuyen en los días de lluvia por efecto del barrido de la atmósfera, así como en días nublados o sin viento, porque el polen no se desplaza en estas condiciones.

Sin embargo, los síntomas pueden aumentar cuando el tiempo es cálido seco y con viento, debido a que hay una mayor distribución del polen.

¿Cómo se diagnostica la alergia al polen?

El diagnóstico de la alergia al polen lo hace el médico especialista en alergias, fundamentalmente mediante:

HISTORIA CLÍNICA

La mayor parte de los casos tienen una relación directa entre los síntomas y la exposición ambiental al polen.

ESTUDIO ALERGOLÓGICO

Mediante pruebas cutáneas con una parte del polen que se sospecha causa de alergia.

Para realizar esta prueba se coloca una gota del extracto sobre la cara anterior del antebrazo y con una lanceta se realiza una pequeñas escara sobre la piel.

A los quince minutos, si el paciente es alérgico frente a ese extracto, se observa un enrojecimiento de la piel y la aparición de una roncha.

OTRAS PRUEBAS QUE SE REALIZAN

- Determinar en sangre la IgE específica.
- Pruebas que miran la función respiratoria, si el paciente padece asma.
- Análisis de sangre.
- Estudio del exudado o moco de la nariz.
- Radiografía de senos paranasales.
- Rinomanometría (medir el flujo de aire que pasa a través de la nariz)
- Pruebas de provocación específicas con una determinada sustancia y ver si aparecen los síntomas, etc.

¿Es frecuente la alergia al polen?

De entre todas las alergias, la fiebre del heno o rinitis por polen, es la más frecuente y afecta alrededor del 14 por 100 de la población.

Entre los factores que pueden desencadenar una rinitis alérgica figuran los ácaros del polvo, el polen, los mohos, los productos contaminantes y caspa de animales domésticos, las plumas o la piel.

La alergia al polen es más frecuente en personas jóvenes, aparece en la adolescencia, y tiende a mejorar a partir de los 50 años.

Los alérgicos temen la llegada de la primavera por la presencia del polen, ya que se calcula que habrá un 20 por 100 más de polen alérgico en el aire, especialmente de gramíneas, lo que supone una media de 6.000 granos de polen por metro cúbico de aire, frente a los 3.600 de media de 1999.

Aunque sean las gramíneas las plantas que producen más reacción, los alergólogos también alertan en estas fechas sobre las concentraciones de polen de cupresáceas (cipreses y arizónicas) y de polen de olivo, que causa las alergias en el sur y el levante español.

¿Cómo se pueden evitar los síntomas de la alergia al polen?

Hay una serie de recomendaciones a tener en cuenta.

• El paciente alérgico a pólenes debe conocer qué planta o plantas le produce los síntomas y en qué época del año poliniza esta planta.

• La concentración en la atmósfera de granos de polen considerada como reactiva o capaz de producir los síntomas, empieza a partir de 50 granos/m³ de aire, aunque puede variar en cada paciente.

• Debe evitar entrar en contacto con éstas, para lo que debe aprender a reconocerla en los lugares que frecuenta.

• Los días de viento, secos y soleados son los peores por su mayor concentración de polen, y menor en el interior de los edificios y cerca del mar.

• Mientras dure la época de polinización:
  – Mantenga las ventanas cerradas de su habitación, y ponga el aire acondicionado, que limpia, enfría y seca el aire.
  – Viaje con las ventanillas del coche cerradas, y utilice aire acondicionado (con filtro de polen).
  – Utilice gafas de sol y mascarillas, que evitarán el contacto del polen con los ojos.
  – No hacer ejercicio (correr, andar en bicicleta, en moto...) a primeras horas del día, ya que hasta las 11 de la mañana la concentración de polen es mayor.
  – Si toma fruta u otros productos vegetales frescos, lávelos antes de cocerlos, por si tuvieran granos de polen en su superficie.

• Tenga presente que durante la época de polinización será más sensible a los catarros, productos químicos irritantes y a esfuerzos físicos.

• El consumo de tabaco, en todos los casos, debe suprimirse.

• Tome los medicamentos recetados por su especialista en alergias regularmente, en la dosis recomendada.

• No tome más medicamento de lo recomendado con el objeto de disminuir sus síntomas.

• No corte el césped ni se ponga cerca cuando esté recién cortado; el corte del césped agita el polen.

• No cuelgue sábanas ni ropa a secar al aire libre, pues el polen puede acumularse en ellas.

¿Cuál es el tratamiento empleado en la alergia al polen?

Dentro de los medicamentos empleados se distinguen:

ANTIHISTAMÍNICOS

Son medicamentos que bloquean el efecto de la histamina, y anulan el picor y la inflamación que produce.
Pueden dar sueño y ganas de comer.
Hay que tener precaución al conducir o en actividades de riesgo.
Deben tomarse todos los días.
Los más inocuos son:

• Ebastina (Ebastel) tomar 1 al día.
• Loratidina (Clarityne, Optimin, Civeran...) tomar 1 al día.
• Cetirizina (Zyrtec, Virlyx...) tomar 1 al día.
• Azelastina (Afluón inh nasal) se aplica en gotas nasales.
• Levocabastina (Livocab, Bilina inh nasal y colirio) se aplica en gotas nasales o en gotas en los ojos, 2 aplicaciones al día.

ESTEROIDES TÓPICOS NASALES

Son gotas que se inhalan para mejorar la obstrucción de la nariz.
Si se utilizan en exceso puede provocar epistasis (sangrado nasal).
Tomados a diario mejoran los síntomas.
Dentro de los más utilizados se encuentran:

• Fluticasona (Flixonase) 2 aplicaciones al día.
• Budesonide (Rhinocort, Neorinactive) 2 aplicaciones al día.

ESTEROIDES

Son medicamentos más potentes para su uso en caso de síntomas intensos que no mejoren con los anteriores.

¿Cómo funcionan las vacunas para la alergia al polen?

Las vacunas para la alergia al polen, son extractos de proteínas de pólenes para su aplicación en inyectables o por vía oral, en dosis progresivas para generar una tolerancia en la persona alérgica.
Se impide así que se formen inmunoglobulinas como la IgE contra el polen, lo cual cambia por completo la respuesta al mismo y no se producen síntomas de alergia.

Si la alergia al polen es a una familia concreta (por ejemplo, sólo gramíneas) y se aplica una vacuna correcta, en dos años la mejoría es espectacular y en cuatro es radical.

Si la alergia es a varios pólenes (gramíneas, olea, abedul...) la expectativa de mejora con ellas es menor.

RECUERDE

- El polen es un polvillo formado por granos microscópicos que representan los elementos masculinos de los árboles y plantas, cuya función es fecundar la parte o flor femenina para formar el fruto y posteriormente nuevas semillas.
- Hay una serie de familias de plantas productoras de pólenes como: gramíneas, olivo, fresno o aligustre, parietaria y urtica, artemisa y ambrosia, amaranto, plantago, abedul y avellano, plátano, ciprés, pino, mercurial y ricino.
- La polinosis más importante en Europa es la debida a las gramíneas.
- La pluviosidad durante el otoño e invierno condiciona la mayor o menor germinación y crecimiento de las plantas, y por lo tanto la cantidad de pólenes que se emiten a la atmósfera.
- La polinosis es la inflamación de la mucosa de la nariz y/o conjuntiva y/o bronquios, causada por los granos de polen a través de un mecanismo defensivo del cuerpo humano.
- Se presenta en primavera-verano, siendo más frecuente en el medio urbano que en el rural, como consecuencia de la contaminación de las grandes ciudades.
- Afecta a un 15 por 100 de la población, aumentando este porcentaje a un 30 por 100 entre los jóvenes.
- La clínica más frecuente que produce es: conjuntivitis (picor de ojos, lagrimeo, rojez, hinchazón y sensación de arenilla), rinitis (picor de nariz, secreción acuosa, estornudos, y congestión nasal), asma (tos, dificultad para respirar, pitidos, expectoración de moco y sensación de opresión en el pecho) y otros.

- Suelen disminuir en los días de lluvia por efecto de barrido de la atmósfera, así como en días nublados o sin viento, porque el polen no se desplaza en estas condiciones atmosféricas.
- Se diagnostica por: la historia clínica, pruebas cutáneas, análisis de sangre, estudio del moco de la nariz, radiografías de senos paranasales, y pruebas de provocación.
- Hay una serie de medidas generales para prevenir los síntomas, entre las cuales, son más importantes el evitar el contacto con el polen en la época de polinización.
- El tratamiento más empleado es la utilización de medicamentos como los antihistamínicos, esteroides tópicos nasales y si no mejoran los síntomas, los esteroides por vía oral.
- Las vacunas pueden generar una tolerancia al polen en la persona alérgica.

ALERGIA A MEDICAMENTOS

Introducción

Durante mucho tiempo el hombre ha tratado sus enfermedades con medicinas naturales como hiervas y extractos de plantas que poseían sustancias con efecto beneficioso, como por ejemplo la digital para el tratamiento de los problemas de corazón; o la belladona en los dolores cólicos. Estas sustancias constituyeron la base de muchos de los medicamentos que se utilizan hoy en día.

Los medicamentos, además de ser utilizados como tratamiento, son capaces de producir efectos no deseados que incluso pueden provocar la muerte de una persona.

Entre esos efectos se encuentran las reacciones alérgicas.

¿Qué es la alergia a los medicamentos?

La verdadera alergia a los medicamentos tiene una serie de características muy particulares:

- La reacción *no depende de la dosis*. Puede aparecer una reacción muy grave con una cantidad muy pequeña.
- La reacción suele desaparecer tras la retirada del medicamento, y volverá a aparecer en el caso de que se volviese a tomar, aunque sea a mínimas dosis.
- La reacción alérgica siempre es igual, independientemente del fármaco que la provoque, y no tiene ninguna relación con la acción propia del medicamento.
- Es necesario haber tolerado previamente el medicamento.

¿Qué entiende la gente de la calle como alergia a medicamentos?

La verdadera alergia a los medicamentos es un problema poco frecuente, pero sin embargo, hay muchas personas que creen que son alérgicas por otro tipo de reacciones que tuvieron en un momento determinado, como:

• Efectos secundarios: diarreas con los antibióticos, tendencia al sueño con los antihistamínicos, hinchazón y retención de líquidos que producen los corticoides.

• Efectos por sobredosis o cantidad exagerada del fármaco: palpitaciones con aerosoles como el ventolín en el asma.

• Incompatibilidad entre varios medicamentos: aparición de convulsiones si se toman juntos los antiepilépticos y antiulcerosos, efecto antabús de ciertos antibióticos con el alcohol...

• Falta de respuesta a la toma de un medicamento en una enfermedad: tras la inyección de un anestésico local, presentar dolor en una extracción de un diente.

Todos estos efectos se pueden preveer, y se leen en el prospecto del medicamento.

Otras veces se interpreta como reacción alérgica algún episodio derivado del temor que el paciente siente ante la utilización del fármaco, como una caída brusca al suelo al notar la entrada de la aguja en una inyección intramuscular o un síntoma de la enfermedad que motiva el tratamiento.

Por ejemplo, la erupción en la piel de los niños que se produce ante una infección vírica y que no la produce el medicamento con el que se está tratando la infección.

¿Reacción adversa a un medicamento es lo mismo que alergia a un medicamento?

La reacción adversa a un medicamento es el efecto perjudicial indeseado que aparece con las dosis habitualmente utilizadas para la profilaxis o prevención, diagnóstico y tratamiento de las diferentes enfermedades.

Existen una serie de determinantes para la aparición de una reacción adversa, como:

• Factores dependientes del fármaco: propiedades, dosis, velocidad y vía de administración. Las dosis altas y administración prolongada de fármacos influyen en el desarrollo, o la administración intramuscular o intravenosa causa más sensibilización.

• Factores dependientes del paciente: los niños y los ancianos tienen un mayor riesgo de presentar una reacción adversa.

También tienen mayor riesgo los pacientes con problemas de hígado, riñón, desnutridos y pacientes con bajas defensas en sangre. Las mujeres presentan más frecuentemente reacciones que los varones.

● Factores extrínsecos: administración conjunta de varios fármacos y el consumo de alcohol.

Existen diferentes tipos de reacción adversa a medicamentos cómo:

● Reacciones previsibles debidas a efectos farmacológicos en el que el sistema defensivo o inmunológico no está involucrado.

● Reacciones imprevisibles entre las que se encuentran reacciones por idiosincrasia y reacciones alérgicas.

Las reacciones alérgicas constituyen sólo una parte de los distintos efectos indeseables que pueden presentar los medicamentos.

¿Cuándo se producen?

La forma de presentación puede ser:

● *Inmediatas*: tienen lugar durante la hora después de la administración de la medicación (como reacciones de anafilaxia).

● *Aceleradas*: entre una y 72 horas después de la administración (cómo urticaria y otras lesiones de la piel).

● *Retardadas o Tardías*: más de 3 días después de la administración (pueden producir fiebre, afectación del riñón…)

¿Por qué se producen reacciones alérgicas a los fármacos?

Aproximadamente del 5 al 10 por 100 de las reacciones adversas imprevisibles son alérgicas, lo cual significa que el sistema defensivo del paciente reacciona exageradamente al fármaco y sólo un pequeño porcentaje de los pacientes expuestos al fármaco desarrolla una verdadera reacción alérgica.

Una persona predispuesta genéticamente a presentar enfermedades alérgicas, puede volverse alérgica a distintos elementos, como pólenes, polvo, pelos de animales y muchos otros, entre ellos los medicamentos.

Cuando un paciente recibe una droga a la que es alérgico, su sistema defensivo forma anticuerpos frente a esa droga.

Cuando el organismo de la persona entre en contacto con el fármaco de nuevo, el anticuerpo que está en la superficie de los mastocitos produce una liberación explosiva de histamina y esto desencadena síntomas de una reacción alérgica que puede variar desde urticaria esporádica hasta un cuadro de anafilaxia que ponga en peligro su vida.

Esta reacción es independiente de la dosis del medicamento, y representa del 20 al 30 por 100 de las reacciones adversas a fármacos.

¿Cómo se manifiesta la alergia a los medicamentos?

REACCIONES ANAFILÁCTICAS

● La mayoría ocurren dentro de una hora de exposición a la droga (sobre todo en administración intramuscular o intravenosa).

● Del 5 al 20 por 100 de los casos, una repetición de la reacción anafiláctica puede producirse entre 4-6 horas después .

● Aparece picor en palmas, plantas y zona genital, seguido de reacción urticaria (ronchas) por todo el cuerpo, náuseas, dolor abdominal, hinchazón de la garganta con dificultad para respirar, incluso bajada de tensión.

● El anticuerpo «culpable» fue producido por el sistema defensivo en respuesta a una exposición anterior al fármaco.

● Es importante comunicar a su médico síntomas como picazón y urticaria mientras toma un fármaco, pues es posible que sea una señal de advertencia de una reacción anafiláctica futura

● Requiere atención médica rápida, incluyendo inyección de adrenalina, pues puede ser causa de muerte de un paciente.

● La penicilina es el fármaco responsable de la mayoría de anafilaxias medicamentosas.

MANIFESTACIONES DE LA PIEL

● La reacción alérgica más común a los fármacos es un sarpullido parecido al sarampión (sin ronchas), que ocurre típicamente después de dos días a dos semanas de iniciar el tratamiento.

● En la mayoría de los casos solo se ve afectada la piel y el sarpullido se pasa una vez que se deja de usar el fármaco.

● Otras manifestaciones de la piel son:
  – Urticaria
  – Angioedema (hinchazón del paladar y garganta)
  – Eczemas, erupciones punteadas (morbiliformes) o erupciones eritematosas (pequeñas placas rojas).

● Suelen distribuirse simétricamente y afectar al tronco.

OTRAS MANIFESTACIONES

- Alteraciones de la sangre (anemias).
- Enfermedad del suero (fiebre, lesiones en la piel, dolor de las articulaciones y afectación de riñón). Aparece a las cuatro semanas de la administración del fármaco.
- Dermatitis de contacto: con la administración de fármacos tópicos (cremas y pomadas) aparecen entre 24-72 horas de su administración.

REACCIONES ANAFILACTOIDES

- Clínicamente parecida a la anafilaxia, pero no está mediada por anticuerpos. La más conocida es la producida por narcóticos y contraste iodado (se trata de una sustancia que se inyecta en el cuerpo por vía intravenosa para realizar determinadas pruebas como por ejemplo escáner, radiografía).

¿Qué medicamentos pueden producir alergias?

Es importante decir que cualquier medicamento puede provocar una reacción alérgica, pero existen algunos que por sus características producen alergia con mayor frecuencia (por ejemplo la penicilina y derivados).

A veces la alergia no es producida por el fármaco en sí, si no por los conservadores y colorantes que se añaden al preparado, por lo que hay pacientes que presentan una reacción alérgica a distintos medicamentos que no tienen relación entre ellos, pero que tienen en común los aditivos y colorantes.

Los fármacos que de forma común inducen reacciones alérgicas son:

ANTIBIÓTICOS

Un considerable porcentaje de las reacciones alérgicas

- Betalactámicos: son penicilinas y derivados (amoxicilina, cefalosporinas, carbapenems) causan con mayor frecuencia reacciones tipo urticaria o anafilaxia. Son las que originan más reacciones de hipersensibilidad (más del 30 por 100). Como alternativa se puede tomar macrólidos (azitromicina, claritromicina, eritromicina) tetraciclinas (doxiciclina), sulfamidas, quinolonas, aminoglucósidos y otros (vancomicina, clindamicina).

- Macrólidos: los más involucrados son la espiramicina y con menor frecuencia la eritromicina.
- Quinolonas: su frecuencia es baja. La más frecuentes son ácidos nalidíxico, ácido pipemídico, ciprofloxacino y norfloxacino. Producen reacciones inmediatas y tardías.
- Otros antibióticos: tetraciclinas utilizadas en el acné que producen una reacción alérgica cuando se exponen al sol.

ANTIINFLAMATORIOS NO ESTEROIDEOS

Forma el segundo grupo de fármacos responsables de reacciones alérgicas (25 por 100). Dentro de este grupo está la aspirina, pirazolonas (nolotil), indometacina, ibuprofeno y otros muchos más.

Clínicamente se distinguen tres tipos de respuesta:

- Respiratoria (la mayor parte son pacientes con asma severa, rinitis crónica, pólipos e intolerancia a la aspirina)
- Cutánea o de la piel (aparece urticaria) e hinchazón generalizada.
- Anafilaxia.

Como alternativa se puede tomar paracetamol (Gelocatil, Termagil, etc), codeína, naloxona y otros.

ANESTÉSICOS GENERALES

Su frecuencia oscila entre 1/1000 y 1/25.000 de los actos en los que se utiliza la anestesia. Aproximadamente, el 52 por 100 son reacciones alérgicas y el 48 por 100 restantes son reacciones parecidas a la anafilaxia.

Clínicamente cursan con manifestaciones de la piel (urticaria) y con menor frecuencia, broncoespasmo o anafilaxia.

Entre los agentes implicados, los relajantes musculares son responsables de más del 50 por 100 de las reacciones.

El resto son causadas por opiáceos, antibióticos, antiinflamatorios y muy raramente otros agentes como plasma, proteínas o sustancias químicas empleadas en la esterilización de los instrumentos quirúrgicos.

CORTICOIDES

Cuando se administran por vía tópica o local causan eccema alérgico de contacto.

ANTICONVULSIVANTES

Son los fármacos empleados para prevenir las crisis convulsivas o epilépticas.

Producen reacciones en la piel y mucosas severas, pero son muy infrecuentes.

Entre ellos se encuentran la carbamazepina y difenilhidantoína

Como alternativa se utiliza el ácido valproico, anticonvulsivante que no produce reactividad cruzada con todos los anteriores.

ANTIRRRETROVIRALES

Son los fármacos que se utilizan en el tratamiento del SIDA, la enfermedad que produce el Virus de la Inmunodeficiencia Humana (VIH).

Debido a su gran utilización hoy en día, han provocado que hoy en día sean la principal causa de reacciones de hipersensibilidad en estos pacientes.

Esto ocurre especialmente con los inhibidores de la transcriptasa inversa (enzima que utiliza el virus en su proceso infectivo), como la nevirapina y delavirdina; al igual que los inhibidores de proteasas (otro tipo de enzima que utiliza el virus), como el ritonavir, indinavir y otros.

La clínica más frecuente son erupciones generalizadas por todo el cuerpo, cuyo mecanismo es desconocido y la actitud normal es la búsqueda de fármacos alternativos o intentar la tolerancia a ellos por desensibilización.

¿Cómo se hace el diagnóstico de la alergia a los medicamentos?

Para hacer un buena prevención ante las alergias a los medicamentos es necesario primero hacer un diagnóstico correcto, cuyo objetivo fundamental sea esclarecer a qué medicamentos el paciente es alérgico y sobre todo saber qué medicamentos se le pueden administrar como alternativa sin correr riesgos.

Para esto contamos con tres elementos fundamentales:

HISTORIA CLÍNICA

Es el pilar fundamental del diagnóstico, siendo importante valorar la fecha, el medicamento responsable, los síntomas de la reacción, el tiempo que pasa desde la toma del fármaco hasta el inicio de la clínica, así como la tolerancia posterior a otros medicamentos.

La historia clínica va a orientar al médico sobre los estudios que debe de realizar y la conducta a seguir. El paciente debe ser consciente de la importancia de conocer el medicamento al que es alérgico para lo cual se suele recomendar que mantenga los medicamentos personales a parte de los que pueda compartir con otras personas, además de la anotación del principio activo del mismo.

Además, es muy importante que el paciente le comunique a su médico su alergia a los medicamentos y evitar reacciones de hipersensibilidad innecesarias.

PRUEBAS CUTÁNEAS

Consiste en inyectar en la piel del brazo una cantidad muy pequeña del medicamento al que se sospeche que se es alérgico. Este método, también sirve para diagnosticar otro tipo de alergias (a pólenes, polvo...), pero en el caso de los medicamentos carece completamente de valor, ya que tiene un margen de error amplio y puede ser peligroso para el paciente.

Estas pruebas pueden producir una roncha en el sitio de inyección que no es provocada por alergia, si no porque el medicamento concentrado puede ser irritativo para la piel y provocar una reacción sin que el paciente sea alérgico.

También las pruebas pueden ser negativas, es decir, que no aparezca la roncha ante la inyección del medicamento y cuando se tome que produzca la alergia, esto es debido, fundamentalmente, a los productos que le acompañan.

PRUEBA DE PROVOCACIÓN PROGRESIVA CONTROLADA

Es el método más fiable y el único que nos va a dar la seguridad en prácticamente el 100 por 100 de los casos de que el paciente no va a presentar reacción alérgica grave a un medicamento.

Consiste en ir administrando el medicamento, primero muy diluido y luego aumentando la concentración progresivamente, comenzando con una gota en el ojo, y siguiendo con la vía cutánea, intramuscular e intravenosa.

Después de cada administración se controla la reacción local y lo que es más importante, si hubo cambios en el pulso y la tensión del paciente.

Si el paciente tolera la prueba sin inconvenientes, tenemos la seguridad de que el medicamento va a ser tolerado. El único inconveniente de este método es su duración, que lleva alrededor de tres horas y debe de ser realizado por un médico especialista.

¿Cómo se pueden prevenir las alergias a los fármacos?

La posibilidad de desarrollar una reacción alérgica puede aumentar si el fármaco se toma con frecuencia, en grandes cantidades o por inyección en lugar de la vía oral.

De forma contraria a lo que se cree, los antecedentes en las familias de alergias a medicamentos no significa que un paciente tenga mayor posibilidad de sufrirla.

Si un paciente es alérgico, la conducta a seguir es utilizar otros medicamentos que lo sustituyan y no utilizar más ese fármaco. En casos muy especiales, en los que la administración del medicamento es imprescindible, se puede intentar la desensibilización, la cual debe de hacerse con el paciente ingresado dado los riesgos que este proceso implica.

Por lo tanto, si un paciente es alérgico a un medicamento lo más importante es la prevención y para ello debe de educarlo, para lograr que tenga conciencia de su enfermedad, esté informado de las características de la misma y de cómo debe de proceder para evitar riesgos.

Es importante que cada vez que el paciente consulte a un médico le advierta que es alérgico a medicamentos y para ello hay tarjetas con una forma parecida a las tarjetas de crédito en las que se especifica a qué medicamento es alérgico para que la lleven siempre consigo y se la muestre al médico que en un momento determinado le trate o en caso de un accidente o urgencia se sepa que medicamentos no se le pueden administrar. Si estos medicamentos son de uso muy frecuente en urgencias y el paciente es alérgico, se recomienda que lo lleve grabado en una chapa que pueda colgarse de un collar.

Si el paciente sospecha que es alérgico a un medicamento, jamás debe de automedicarse o tomar distintos medicamentos sin prescripción médica.

Algunos errores frecuentes

Existen ciertos comportamientos equivocados asociados a la alergia a medicamentos, tanto en pacientes como en médicos

¿ES BUENO HACER UNA PRUEBA CUTÁNEA ANTES DE LA TOMA DE UN MEDICAMENTO?

No, estas pruebas pueden producir una reacción alérgica independientemente de la pequeña dosis que administremos.

Es decir, normalmente se utiliza una pequeña dosis para medir sensibilidad a través de un pinchazo a nivel local que pueden producir la misma reacción alérgica que si se administrara por la vía y dosis normal prescrita para dicho medicamento.

¿SE PUEDE SER ALÉRGICO A UN MEDICAMENTO INYECTABLE Y NO SER ALÉRGICO AL MISMO SI SE ADMINISTRA POR VÍA ORAL?

No, cuando se es alérgico de verdad no se puede dar el medicamento por ninguna vía, ni siquiera la tópica con pomadas o colirios, porque la reacción será la misma.

¿DA IGUAL LA VÍA INYECTABLE QUE LA ORAL PARA CUALQUIER MEDICAMENTO?

No, un medicamento que se da por vía oral puede extraerse en caso de necesidad mediante lavado de estómago, pero si se inyecta, esto no se puede realizar. Como norma general y siempre que sea posible se deben de administrar los medicamentos por vía oral.

CUÁNDO UN PACIENTE ES ALÉRGICO ¿EXISTE MAYOR RIESGO PARA SUFRIR ALERGIAS A OTROS MEDICAMENTOS DISTINTOS?

No, una persona alérgica a la penicilina no tiene por qué serlo a anestésicos o analgésicos. Sin embargo, un alérgico a la penicilina sí lo será a la amoxicilina o ampicilina, que son medicamentos que pertenecen a la misma familia. También es cierto que nadie es alérgico a todos los medicamentos.

¿SON LAS PRUEBAS CUTÁNEAS LA CLAVE PARA EL DIAGNÓSTICO DE LA ALERGIA A LOS MEDICAMENTOS?

No, la clave es la información que el paciente ofrezca al especialista como el tipo de reacción que sufre al tomar el fármaco, tiempo que transcurre hasta su aparición, tratamiento necesario para resolverla, medicamento implicado en la reacción y aquel que tolera con posterioridad.

RECUERDE

- La alergia a los medicamentos es la reacción que no depende de la dosis de fármaco empleado, desaparece tras la retirada, siempre es igual y es necesario haber tolerado previamente el medicamento.

- Hay que distinguirla de los efectos secundarios como: diarreas por antibióticos, tendencia al sueño con los antihistamínicos, hinchazón y retención de líquidos de los corticoides o falta de respuesta con la medicación.

- La reacción adversa a un medicamento es el efecto perjudicial indeseado que aparece con las dosis habitualmente utilizadas para prevención, diagnóstico y tratamiento de las enfermedades, siendo distinto a la alergia a los medicamentos.

- Se pueden producir de forma inmediata a la toma (tras 1 hora), acelerada (entre 1-72 horas) o retardada (más de 3 días).

- Entre los síntomas más frecuentes que producen las alergias son: reacciones anafilácticas, lesiones en la piel (urticaria, angioedema), dermatitis de contacto u otras.

- Entre los medicamentos que producen alergias más frecuentemente son: los antibióticos (como penicilina), antiinflamatorios no esteroideos (como Nolotil), anestésicos generales, corticoides, anticonvulsivantes, antirretrovirales y otros muchos.

- Se diagnostica por la historia clínica, pruebas cutáneas y pruebas de provocación progresiva controlada.

- Se puede prevenir evitando tomar el medicamento si ya se tuvo una reacción alérgica en un momento determinado, y sustituirlos por otros.

- Se debe tener conciencia sobre su enfermedad, advirtiendo en cualquier consulta médica de las alergias que se padecen o incluso llevar un documento que lo especifique en casos de urgencias.

PREGUNTAS Y RESPUESTAS MÁS FRECUENTES

...sobre las alergias

1- ¿Las enfermedades alérgicas se heredan?

La alergia no se hereda invariablemente de padres a hijos, pero el hecho de que los padres sean alérgicos hace aumentar las posibilidades de que los hijos puedan desarrollar esta enfermedad. La herencia genética, en este caso, actúa como factor de predisposición que implica una mayor susceptibilidad a padecer *enfermedades alérgicas*. Sólo en algunos casos de angioedema, en los que existen unos defectos marcados genéticamente, se hablará de una enfermedad estrictamente hereditaria.

2- ¿A qué se puede ser alérgico?

Por inhalación, se puede ser alérgico a pólenes, ácaros, hongos o epitelios de animales.

Además, según la profesión u oficio, hay otros múltiples agentes como harinas, enzimas, maderas, látex, etc. con capacidad para sensibilizar al cuerpo.

Todos ellos son causa de rinoconjuntivitis alérgica y/o asma bronquial.

Por contacto cutáneo, son centenares los agentes que pueden originar alergia, aunque los más frecuentes son los metales (níquel), como causa más común de eccema alérgico de contacto, y el látex, como causa de urticaria de contacto.

Por ingestión, casi cualquier alimento puede originar reacciones alérgicas. La sensibilización alimentaria es más frecuente en la infancia, habitualmente por leche y/o huevo y también por pescado, legumbres, frutas y frutos secos.

Por ingestión también es relevante la alergia a los antígenos ocultos como el *anisakis* (se encuentra fundamentalmente en pescado crudo o poco cocinado, como boquerones en vinagre, salmón...) y, más raramente, a los aditivos.

Los medicamentos pueden originar reacciones tras su administración oral, inyectable o local. Todos, incluso los tratamientos antialérgicos como los corticosteroides, pueden causar alergia, aunque los más frecuentes son los antibióticos (sobre todo penicilinas) y los analgésicos (sobre todo pirazolonas).

Finalmente, los insectos también pueden causar alergia, sobre todo tras una picadura (en el caso de himenópteros como la avispa y la abeja) y raramente vía inhalada (cucaracha).

3- ¿Me puedo volver alérgico si no lo he sido con anterioridad y nadie de mi familia lo es?

Sí, cualquier persona se puede sensibilizar frente a los agentes antes mencionados en cualquier época de su vida y sin antecedentes que permitan sospecharlo.

Sin embargo, es cierto que la sensibilización es más frecuente si hay antecedentes familiares de alergia (excepto en la alergia a fármacos o en la dermatitis alérgica de contacto, donde esto no se ha demostrado) y nos sensibilizaremos precisamente a agentes con los que estemos más en contacto. La edad de inicio más habitual es la infancia o el adulto joven, dependiendo del agente y/o de la enfermedad (por ejemplo, la alergia a alimentos o la dermatitis atópica es más frecuente en la infancia y la alergia a medicamentos en el adulto joven).

4- ¿La alergia es peligrosa para mi salud?

Puede serlo en casos de asma bronquial grave mal controlado. Sin embargo, los tratamientos actuales, siguiendo las indicaciones estrictas de su especialista, han disminuido las muertes debido al asma, a pesar del aumento de la enfermedad. Por ello, es esencial un diagnóstico y tratamiento rápido, manteniéndose siempre bajo control médico.

Por otra parte, algunas reacciones alérgicas agudas conocidas como anafilaxia, son muy graves. Pueden cursar con urticaria, broncoespasmo (cierre brusco de los bronquios), síntomas digestivos, bajada de la tensión arterial y, excepcionalmente, parada cardiorrespiratoria. Estas respuestas están producidas por medicamentos, picaduras de insectos, alimentos y otros antígenos como látex y anisakis. Un tratamiento inmediato con adrenalina y corticosteroide por vía sanguínea, controla las reacciones de anafilaxia, existiendo, para pacientes seleccionados de riesgo elevado, cartuchos o jeringas de adrenalina para inyectarse uno mismo.

5- Si sospecho que soy alérgico ¿debo hacerme las pruebas alérgicas?

Sí, siempre que existe una sospecha es imprescindible hacer un diagnóstico correcto y, en consecuencia, acudir al alergólogo para que realice una historia clínica dirigida y efectúe las pruebas alérgicas necesarias.

Esto le permitirá tomar medidas para evitar exponerse a lo que sea alérgico y planificar mejor su tratamiento sintomático. Cuando no sea posible evitar la exposición o sea insuficiente para controlar los síntomas, su alergólogo le podrá prescribir el tratamiento específico o «vacuna» más adecuada si está indicada.

6- Si las pruebas alérgicas son negativas, ¿no soy alérgico?

Las pruebas cutáneas (*prick test*) se realizan con objeto de demostrar en una persona la existencia de IgE (Inmunoglobulina E) específica frente a un alérgeno, pero su negatividad no descarta el no tener una alergia.

El diagnóstico se realiza mediante una historia clínica compatible, unas pruebas cutáneas que habitualmente son positivas y, en ocasiones, otras pruebas diagnósticas, como la determinación en sangre de IgE específica o las pruebas de provocación.

Existen diferentes causas por las que un paciente puede tener pruebas cutáneas negativas. La más común es la toma, en los días previos, de algún medicamento que las inhiba (en particular los fármacos antihistamínicos), siendo preciso repetirlas.

7- ¿A los niños pequeños se les puede realizar pruebas cutáneas?

Sí. Es un error muy extendido, incluso entre los propios médicos, el pensar que a los niños pequeños no se les pueden realizar pruebas cutáneas. Diariamente, en las consultas de alergia de todo el mundo, se realizan pruebas cutáneas a niños recién nacidos o que comienzan a ser amamantados por sus madres, con objeto de diagnosticar alergia a las proteínas de la leche de vaca y, en niños menores de 15 meses, otras sensibilizaciones alimentarias como al huevo, pescado, legumbres o frutas.

8- ¿Son dolorosas las pruebas de la alergia?

Las pruebas cutáneas más habituales son las de *prick-test,* que se realizan con un pinchazo a un nivel de la piel muy superficial que no produce dolor. Exclusivamente generan, en el supuesto de pruebas positivas, un picor local que cede en minutos.

Los test del parche para el diagnóstico de dermatitis de contacto tampoco son dolorosos, aunque en algunos casos muy positivos se produce un picor intenso durante los días que se realizan las lecturas de la prueba.

Las pruebas intradérmicas, que suelen ser más profundas que las primeras, pueden ser más molestas para niños y personas muy sensibles al dolor, aunque en la práctica habitual sólo son precisas en estudios de alergia a fármacos e insectos (abejas y avispas).

9- ¿ Qué es el polen?

Se denomina polen al «polvillo» que fecunda la flor, para formar el fruto. Está constituido por multitud de granos, cada uno de ellos de un tamaño microscópico, y es transportado por el aire o los insectos, hasta alcanzar la flor o los órganos femeninos de los árboles y otras plantas.

El polen no se ve a simple vista y no hay que confundirlo con las «pelusas» que desprenden determinadas plantas coincidiendo con la épocas de polinización.

10- ¿Cuál es el polen que da alergia con mayor frecuencia?

Es distinto en cada región, porque las condiciones del clima y la geografía de cada zona condicionan el crecimiento de unas especies vegetales u otras, según su capacidad de adaptación.

Globalmente, los pólenes más frecuentes en España son los de las gramíneas, en particular en la región centro de clima continental. En otras regiones destacan otros pólenes: parietaria en la zona mediterránea, olivo en Andalucía y algunas áreas de la región centro y mediterránea, abedul en la cornisa cantábrica y salsola en Castilla-La Mancha.

En los últimos años, la plantación indiscriminada de nuevas especies en zonas urbanizadas ha motivado la aparición de nuevos pólenes de especial relevancia clínica, como el plátano de sombra en las grandes ciudades (sobre todo Madrid y Barcelona) y las cupresáceas en áreas residenciales.

11- ¿Se puede ser alérgico a varios pólenes a la vez? ¿Puedo tener síntomas de alergia al polen fuera de la primavera?

Sí. Además, ambos fenómenos cada vez son más frecuentes, por lo que es posible encontrar a personas que tengan síntomas durante muchos meses, coincidiendo sucesivamente con los diferentes períodos de polinización de las plantas a las que se esté sensibilizado. Por ejemplo, los pacientes alérgicos a cupresáceas, plátano y/o gramíneas pueden presentar síntomas en enero-febrero, marzo-abril y/o mayo-junio respectivamente.

12- ¿Qué son los ácaros? ¿Dónde pueden encontrarse?

Los ácaros son arácnidos microscópicos que viven en el polvo de nuestros hogares y centros de trabajo y, en particular, ciertas especies, en algunos almacenes y talleres. Son los responsables de lo que antiguamente se conocía como «alergia al polvo». Se alimentan de las descamaciones de la piel de humanos y animales, por lo que se acumulan en mayor cantidad en almohadas y colchones, tapicerías, moquetas y alfombras. Su crecimiento se ve favorecido por la humedad y por las temperaturas superiores a 24ºC, por lo que la alergia a los ácaros es más frecuente en las regiones costeras.

13- Si soy alérgico a mi gato o perro ¿por qué no asocio los síntomas a su presencia? ¿puedo seguir conviviendo con él?

Aunque habitualmente sí se establece una relación clara entre los síntomas y el contacto al animal al que se es alérgico, lo cierto es que esta asociación no es tan evidente para el paciente cuando está conviviendo con el animal. En estos casos, el antígeno que desprende está por todo el domicilio y su inhalación suele ser la causa principal de la inflamación de las vías respiratorias, aunque el paciente no lo perciba así.

En consecuencia, para un buen control del proceso es necesario evitar cualquier exposición al animal, aunque sea indirecta. Si esto no fuera posible, en casos seleccionados se puede plantear una inmunoterapia específica bajo supervisión del alergólogo.

14- ¿Dónde están los hongos a los que soy alérgico? ¿Tienen relación con tener una infección por hongos?

La inhalación de esporas y otros hongos son causa de rinoconjuntivitis, asma bronquial (sobre todo en la infancia) y otras enfermedades alérgicas respiratorias. Estos hongos alergénicos no suelen coincidir con los que causan infecciones (micosis), que es otro proceso médico distinto. Nos podemos exponer a estos hongos en interiores, asociados sobre todo a materia orgánica (alimentos, paja y grano, detritus de animales...), y a sistemas de climatización y/o humidificadores contaminados. También nos exponemos en el exterior. Las esporas de hongos son el principal contaminante atmosférico biológico, aunque algunas especies importantes como la alternaria sólo se diseminan por la atmósfera parte del año (mayo a octubre).

15- ¿Qué relación tiene la atopia con la alergia?

Son conceptos que a veces se emplean como iguales, aunque no son lo mismo. La atopia es una predisposición hereditaria por la que es más frecuente padecer procesos alérgicos, en particular enfermedades alérgicas respiratorias y alergia alimentaria.

Típicamente cursa con lesiones cutáneas, tipo eccema, de diversa intensidad (dermatitis atópica o eccema constitucional).

Su origen parece que depende de varios factores y se discute el grado de implicación de sensibilizaciones alérgicas concretas (ambientales o alimentarias) en su desarrollo.

La alergia se asocia con más frecuencia a una base atópica, pero se puede estar sensibilizado a cualquier agente sin antecedentes personales o familiares sugerentes de atopia.

Incluso en el caso concreto de la alergia a fármacos no se ha demostrado ninguna asociación.

16- ¿Qué relación tiene el asma con la alergia?

El asma en la gran mayoría de los casos (80 por 100) tiene un origen alérgico demostrado.

Este porcentaje es aun superior en los primeros años de la vida y se ha ido aumentando en los últimos años al mejorar progresivamente el diagnóstico de alergia.

La exposición a alérgenos origina una inflamación alérgica en los bronquios (base esencial de la enfermedad asmática). Sobre esos bronquios inflamados por mecanismo alérgico inciden, después, diversos factores que desencadenan los síntomas, pero que no son la causa originaria del proceso.

Los asmáticos sin sensibilización alérgica son diagnosticados de asma intrínseco, entidad habitualmente de origen desconocido, aunque también caracterizada por la inflamación de la vía respiratoria. Muchos casos se corresponden con pacientes inicialmente alérgicos, donde una exposición mantenida durante años al alérgeno, por un diagnóstico incompleto o un mal control, origina una inflamación persistente e irreversible, independiente de la exposición actual al mismo.

17- ¿Qué factores pueden desencadenar una crisis de asma?

Además de los alérgenos que producen la alergia (un paciente alérgico a los gatos puede tener una crisis si se expone a su contacto), numerosos factores no claros pueden provocar una crisis de broncoespasmo(cierre brusco de los bronquios), sin que ello signifique que exista una alergia a los mismos.

Así, el humo de tabaco, el contacto con sustancias irritantes como la lejía o el amoníaco, los catarros, el frío intenso, la contaminación ambiental o un ejercicio inadecuado, pueden hacer que suframos una crisis de asma.

Sin embargo, excepto en situaciones aisladas, como la del asma por irritantes o el asma por ejercicio, estos desencadenantes no son la causa primaria del asma.

18- ¿Cuándo debo acudir al médico si sospecho que tengo una crisis de asma?

Los síntomas sugerentes de una crisis de asma son la dificultad respiratoria y el silbido al respirar, aunque a veces, sobre todo en los niños, la única manifestación clínica es la tos seca intensa. Si la enfermedad ocurre en ese momento debe ser valorado, bien en urgencias o bien en consultas, en el menor plazo de tiempo posible, dependiendo de la intensidad de los síntomas.

Si ya está diagnosticado, debe seguir las indicaciones que le haya dado su especialista para el manejo de estas situaciones, aunque en caso de duda o mal control siempre debe acudir a urgencias.

19- Si soy asmático, ¿a qué especialista debo acudir, alergólogo o neumólogo?

Ambos especialistas están capacitados para un manejo médico del asma bronquial. Sin embargo, al igual que en el resto de procesos con sospecha de origen alérgico, es imprescindible acudir al alergólogo para que estudie la causa del asma.

Sólo así se podrán planificar las medidas del ambiente apropiadas y se valorará la indicación de una posible inmunoterapia para intentar curar la enfermedad. Además, el alergólogo también podrá controlar la rinoconjuntivitis y otras manifestaciones alérgicas frecuentemente asociadas al asma bronquial.

20- ¿Los asmáticos pueden tomar aspirina?

Habitualmente sí, aunque existe una entidad clínica conocida como ASA-tríada en la que se asocian asma intrínseco, poliposis nasosinusal (pólipos en el interior de la nariz o senos paranasales) e intolerancia a antiinflamatorios no esteroideos, entre los cuales se encuadra la aspirina y la mayor parte de los antiinflamatorios.

Clínicamente, presentan reacciones difíciles de distinguir de las alérgicas. Existen alternativas entre nuevos medicamentos comercializados recientemente en España, aunque su tolerancia debe ser confirmada en un test de provocación controlado. El diagnóstico y manejo de estos pacientes debe ser realizado estrictamente por el alergólogo.

21- ¿Un individuo asmático puede realizar deporte?

Por supuesto que sí. Además, es conocido que algunos deportistas de elite como el ciclista Miguel Induráin o el nadador Mark Spitz, ambos asmáticos, alcanzaron el reconocimiento internacional por sus éxitos deportivos.

El asmático debe tener algunas precauciones para realizar actividad física, como el asegurarse que no presenta síntomas antes de su realización o que no está acatarrado. Realizará un precalentamiento adecuado y debe llevar siempre consigo el tratamiento de rescate prescrito por su médico, por si tuviera una crisis.

En ocasiones, y de acuerdo con la indicación de su especialista, es recomendable realizar un pretratamiento 10 minutos antes de realizar el ejercicio, para evitar la aparición de síntomas que lo impidan.

22- ¿Qué deportes puede realizar un asmático?

En principio, con un adecuado control, pueden realizarse casi todos. Sin embargo, aquellos deportes al aire libre que requieren una actividad física mayor y más prolongada en el tiempo, son menos aconsejables. Los deportes de equipo (ya que permiten descansos momentáneos) y la natación (que se realiza en un medio como el agua en el que disminuye el esfuerzo necesario) están especialmente recomendados.

23- ¿Por qué cada inhalador para el asma es de un color diferente?

El hecho de que haya diferentes colores se debe a que se intenta diferenciar más claramente la función de cada uno de ellos. Por consenso, los amarillos y blancos son cromonas, los marrones y rojos son corticosteroides inhalados(disminuyen la inflamación) y los azules y verdes son broncodilatadores(abren los bronquios). Recientemente, se ha incorporado el color morado para referirse a la mezcla de corticoide y broncodilatador en un mismo dispositivo.

24- ¿Son peligrosos los «corticoides»?

Los corticosteroides se emplean en el tratamiento del asma por su efecto antiinflamatorio. Como cualquier otro fármaco, no carecen de efectos secundarios, pero su médico los conoce y valora en el momento de prescribirlos. La utilización de corticosteroides inhalados, con acción fundamentalmente localizada en el bronquio y con una pequeña absorción hacia la sangre, disminuye el riesgo de desarrollar efectos secundarios. Su empleo mantenido ha mejorado el control del asma y la calidad de vida de los pacientes, pero es preciso un seguimiento estricto por parte del especialista, que determina su indicación y las dosis necesarias en cada caso.

Además, los corticosteroides son eficaces en otros procesos alérgicos como rinitis y dermatitis. Igualmente, son preferibles los tratamiento tópicos, pero siempre con indicación del especialista.

25- ¿Todos los antihistamínicos dan sueño?

No. Aunque el efecto sedante (que produzca sueño) de un antihistamínico es distinto en cada persona, en general los de primera generación como la hidroxicina o la desclorferinamina, que atraviesan la barrera hemato-encefálica (capaz de atravesar y llegar al cerebro) y tienen un mayor efecto sobre el sistema nervioso central, son mucho más sedativos.

Los de segunda generación tienen un menor efecto sobre el sistema nervioso central, aunque en un porcentaje reducido de pacientes siguen produciendo sueño y hay que seleccionar cuál es el mejor tolerado o buscar alternativas a los antihistamínicos.

Cuando se ha de realizar un tratamiento con antihistamínicos que produzcan somnolencia, se han de adoptar precauciones para evitar accidentes en la conducción o en el medio laboral.

26- ¿Se pueden usar los mismos fármacos para las enfermedades alérgicas durante el embarazo?

No, pero eso no significa que una mujer embarazada descuide su tratamiento. En particular, en los casos de asma, para el desarrollo del niño es fundamental que su oxigenación sea óptima.

Por ello, se debe vigilar especialmente a la mujer asmática durante su embarazo, utilizando la mínima medicación que permita un buen control de su clínica. Los antihistamínicos deben evitarse, al no existir estudios que avalen su seguridad, salvo la desclorferinamina. Tampoco se recomiendan los broncodilatadores de acción prolongada como el formoterol o el salmeterol. En la medida de lo posible, se utilizarán inhalados frente a los de administración por vía oral. Las cromonas inhaladas se pueden usar con seguridad.

27- ¿Se pueden usar vacunas para cualquier tipo de alergia?

La inmunoterapia (vacunas) es eficaz en enfermedades respiratorias causadas por alergia a pólenes, ácaros, así como por algunos epitelios de animales y hongos (alternaria). No existen vacunas para la mayoría de los casos de asma profesional, excepto para el asma de los panaderos.

La inmunoterapia es especialmente eficaz en el caso de alergia a venenos de himenópteros (abejas y avispas). Además, en la actualidad, se están realizando estudios clínicos muy prometedores con el látex. En todos estos supuestos el alergólogo cada vez tiene más a su alcance extractos estandarizados de calidad, que garantizan una mayor eficacia y seguridad.

Por el momento no existen vacunas para la alergia a los alimentos, aunque también se está investigando en este campo. Tampoco las hay para las dermatitis de origen alérgico o en los casos de alergia a medicamentos.

28- ¿Son realmente eficaces las vacunas?

Sí, resultan eficaces cuando están bien indicadas, se utilizan los extractos adecuados y se realiza un control por el alergólogo de la pauta y de la evolución.

Se ha visto que los pacientes que habían seguido tratamiento con inmunoterapia presentaban una reducción tres veces mayor de los síntomas, cuatro veces en el consumo de medicación y seis veces en la reactividad excesiva de los bronquios, frente a aquellos que no lo habían seguido.

Las críticas que recibe en ocasiones la inmunoterapia no tienen ningún soporte científico y se basan en fracasos concretos, habitualmente originados por indicación o manejo inadecuado de las vacunas.

29- ¿Las vacunas para la alergia son peligrosas?

Cuando la inmunoterapia es administrada con supervisión médica, y de acuerdo con las recomendaciones, es un tratamiento muy seguro. Las reacciones alérgicas que puedan originar excepcionalmente son graves y siempre son controlables con el tratamiento médico adecuado. La frecuencia de reacciones alérgicas por algunos medicamentos, como por ejemplo el nolotil, es superior a la de las vacunas, las cuales, además, se administran bajo control en un centro médico.

Por otra parte, en los últimos años se han comercializado nuevas vacunas con distintas formas de administración, sobre todo vía sublingual (colocación por debajo de la lengua), con las que se reduce significativamente el riesgo de posibles reacciones.

30– Si me vacuno ¿durante cuántos años debo hacerlo? ¿me voy a curar definitivamente?

La mejoría clínica de la inmunoterapia se percibe desde el primer año de su administración. Habitualmente, el tratamiento se mantiene durante un máximo de 5 años de forma continuada, transcurridos los cuales, la reducción de los síntomas, en más de un 80 por 100 de los pacientes, es casi total.

Esta mejoría persiste al menos durante un período de tiempo similar, aunque no existen todavía datos suficientes para valorar la evolución a largo plazo. Lo que sí se consigue en este período de tiempo es modificar el curso natural de la enfermedad alérgica, mejorando su pronóstico y evitando el riesgo de una evolución desfavorable.

Un porcentaje reducido de los pacientes no responde al tratamiento con inmunoterapia, lo cual habitualmente se determina ya tras el primer año de tratamiento.

Otro porcentaje reducido vuelve a recaer al suspender el tratamiento al quinto año. Sin embargo, el mayor problema práctico que se suele plantear es la sensibilización a nuevos agentes ambientales. En general, el paciente polisensibilizado a muchos alérgenos es el peor candidato a mejorar con inmunoterapia.

31– ¿Son eficaces las vacunas bacterianas?

Las vacunas bacterianas comercializadas hasta el momento y las llamadas «autovacunas» no han demostrado su eficacia en estudios científicos rigurosos.

32– ¿Los niños pueden vacunarse como los adultos?

La inmunoterapia se puede emplear, cuando esté indicada, a partir de los 5 años, aunque éste no es un criterio estricto y en casos excepcionales puede comenzarse antes.

En general, la prescripción de la inmunoterapia en la infancia está más justificada, si cabe, que en la edad adulta. El cambio precoz del curso natural de la enfermedad, evitando así una evolución desfavorable, es especialmente evidente en los niños.

33- ¿Es muy caro el tratamiento de la alergia?

Las enfermedades alérgicas habitualmente son procesos crónicos que afectan a distintos órganos y que precisan una combinación de diferentes medicamentos sintomáticos.

Todo esto hace que sea más caro el tratamiento y refuerza el interés de un buen control, intentando evitar aquello a lo que seamos alérgicos.

Aunque el gasto inicial de las vacunas es elevado, se ha comprobado que a largo plazo reducen el coste global de la enfermedad.

34- Si mi hijo es alérgico a leche, huevo, pescado y/o legumbres, ¿lo va a ser para siempre?

El pronóstico a largo plazo de la alergia a alimentos en la infancia es especialmente bueno y sólo un porcentaje pequeño de los pacientes sigue sensibilizado cuando llega a la edad adulta. Este buen pronóstico es más evidente en los casos de alergia a la leche de vaca y en menor medida al huevo.

El niño ya diagnosticado debe ser revisado periódicamente para valorar en qué momento se puede plantear, con cada alimento, un test de tolerancia oral bajo la supervisión del alergólogo.

La situación es totalmente opuesta cuando el paciente se sensibiliza en la adolescencia o en la edad adulta. Los alimentos más frecuentemente implicados son frutas, frutos secos, huevo, pescado y marisco.

35- Los alérgicos a la leche de vaca, ¿pueden tomar productos lácteos de cabra y oveja?

No. La posibilidad de reacción cruzada entre las leches de vaca, oveja y cabra es elevada y se debe evitar su consumo. Las alternativas en la alergia a las proteínas de la leche de vaca son las fórmulas preparadas a partir de la soja y las fórmulas a base de hidrolizados totales de proteínas.

36– Los niños alérgicos al huevo o a la leche, ¿pueden seguir el mismo calendario de vacunación infantil?

Sí. Sólo se ha de evitar la vacunación con la llamada «triple vírica» convencional (sarampión, paperas y rubéola), pero existe una preparación alternativa (sin huevo), por lo que no hay que alterar dicho calendario.

37– ¿Qué relación tiene la alergia a algunos alimentos con otros agentes como el látex?

La alergia a alimentos se produce por sensibilización a una o varias proteínas concretas presentes en el alimento.

Estas proteínas pueden ser compartidas por distintos alimentos. Ejemplos frecuentes de esta posible reactividad cruzada son los que se establecen entre látex con kiwi, plátano y/o castaña; ácaros, cucaracha y mariscos, y pólenes y frutas.

38– ¿Qué es el 'anisakis'?

El *anisakis simplex* es un parásito de los mamíferos marinos.

Sus larvas se pueden encontrar en los pescados, y la ingesta de estas larvas vivas, al comer pescado crudo o poco cocinado (en particular, en nuestra cultura, el boquerón en vinagre), puede provocar cuadros de dolor de tripa, reacciones en la piel e incluso reacciones de anafilaxia graves.

La congelación del pescado por debajo de -20°C (congelación en ultramar) y el cocinarlo a temperaturas superiores a 60°C producen la muerte de la larva, evitando el riesgo de una reacción alérgica.

39– Cuando voy a comer a un restaurante chino, siempre me pongo rojo. ¿Existe la alergia a la comida china?

Independientemente de que puedan existir sujetos que sean alérgicos a algún alimento empleado en la elaboración de comida asiática (soja, tomate, especias, cereales, gambas, etc.), existe un síndrome que se conoce como «del restaurante chino».

Se caracteriza porque el individuo presenta enrojecimiento de todo el cuerpo, sudor, dolor de cabeza, dificultad para respirar en ocasiones y náuseas.

Está causado por la existencia de abundante glutamato monosódico en muchas comidas orientales.

40– ¿Cómo se hacen en la actualidad los estudios de alergia a medicamentos?

El primer paso es una historia clínica completa, donde se planifique el estudio posterior y se dé un primer consejo sobre el tratamiento. Exclusivamente en reacciones recientes con antibióticos betalactámicos (penicilinas) o en relación con la anestesia general, se determina IgE específica en suero (CAP).

En reacciones con antibióticos, pirazolonas y anestésicos hay que realizar test cutáneos (*prick* e intradermorreacción) con los medicamentos sospechosos.

Cuando la reacción ha sido tardía (han transcurrido varias horas entre la toma del fármaco y la reacción, habitualmente en la piel), pueden ser útiles test epicutáneos o parches. Si los estudios anteriores son negativos o no concluyentes (o bien no esté indicada su realización), se hará un test de provocación controlado en medio hospitalario, previo consentimiento informado.

Su indicación viene determinada por la importancia o necesidad del fármaco sospechoso y su grupo y por el riesgo aparente según la historia, estando contraindicado en el supuesto de anafilaxia u otras reacciones graves. En la práctica diaria, la gran mayoría de los estudios precisan la realización de pruebas de provocación para poder dar al paciente una orientación definitiva.

41– Si hace años me practicaron pruebas cutáneas con algunos medicamentos que fueron positivas y después los he tolerado, ¿he dejado de ser alérgico?

Si en algún momento se le ha prohibido un determinado medicamento, por una posible «reacción alérgica» y unos test cutáneos positivos, y después lo ha tolerado sin problemas, puede seguir tomándolo sin necesidad de repetir ningún estudio. Lo más probable es que sus primeras pruebas no se hicieran con el rigor necesario con el que se realizan hoy día y lo que se diagnosticó como reacción alérgica no lo fuera.

Cuando se establece un diagnóstico correcto y real de alergia a un medicamento, éste se mantiene para siempre, aunque hay indicios de que este concepto cambie en el futuro. En cualquier caso, en el supuesto de duda será su alergólogo el que deberá comprobar qué medicamentos se le prohibieron y por qué, cuáles ha tolerado después, cuáles necesitan un nuevo estudio y cuáles puede seguir tomando.

42- Siempre he tomado el mismo antibiótico sin ningún problema, ¿puedo ser ahora alérgico al mismo?

Sí. Toda persona puede sensibilizarse frente a un alérgeno previamente tolerado en cualquier momento de su vida. Además, una de las condiciones necesarias para poder sensibilizarse a un alérgeno es haber tenido contacto previo con el mismo.

Hay que advertir, sin embargo, que en algunos casos excepcionales este primer contacto pasa sin apreciarse (medicamentos empleados en la alimentación del ganado, espesantes y otros aditivos alimentarios, aceites vegetales, productos de látex, etc.).

43- Si soy alérgico a un antibiótico, ¿puedo serlo también a otros?

Un paciente alérgico a un antibiótico puede también serlo a otros antibióticos del mismo grupo, puesto que podría existir reactividad cruzada entre ellos. Esto no ocurre siempre así, por lo que se deberá realizar un estudio alergológico adecuado.

Para grupos diferentes al del antibiótico culpable, el paciente tendrá las mismas posibilidades que otra persona de desarrollar una nueva alergia.

44- Mi hermano es alérgico a un antibiótico, ¿es necesario que yo también me haga un estudio?

El pilar fundamental para el diagnóstico de una alergia a un medicamento es la historia clínica. Si no existe antecedente de ninguna reacción, no está indicado realizar ningún estudio, ya que la posible alergia a un medicamento no se puede predecir.

Además, no se ha comprobado que la alergia a medicamentos se herede o sea más frecuente si algún familiar es alérgico.

45- Recientemente me han diagnosticado una urticaria aguda, ¿es lo mismo que una reacción alérgica?

La urticaria aguda es una enfermedad que, de forma súbita, se producen ronchas y/o angioedema que aparecen y desaparecen, produciéndose en brotes repetidos que desaparecen con tratamiento antihistamínico y/o corticoíde en pocos días. Es habitual confundirla con una reacción alérgica, cuando está comprobado que sólo un reducido porcentaje de las urticarias está causado por alergia. Aunque la urticaria es una de las posibles manifestaciones de una reacción alérgica, en este supuesto suele ser el propio paciente el que orienta en la historia clínica a un posible desencadenante alérgico (picadura, alimento, medicamento, etc.) que habrá que valorar.

46- ¿Qué es la urticaria crónica? ¿Tiene curación?

Cuando los brotes de urticaria se repiten durante un tiempo superior a 6 semanas se diagnostica como urticaria crónica. En el 85 por 100 de los casos su causa es desconocida, mientras que en el 15 por 100 restante se ha asociado a muchas causas: alergia, parásitos, infecciones o enfermedades crónicas, etc.

El especialista (alergólogo o dermatólogo) debe realizar un estudio completo para descartarlas. Además debe vigilar estrechamente al paciente hasta controlarle con el menor tratamiento antihistamínico o corticoíde que sea posible.

El curso del proceso es totalmente imprevisible y puede durar meses o, más raramente, años.

47- ¿ Es cierto que cada vez hay más enfermedades alérgicas? ¿Por qué?

Sí, en los últimos años ha aumentado la frecuencia de enfermedades alérgicas y ya afecta a más de un 20 por 100 de la población.

Hay varios motivos para justificar este aumento: la utilización de mejores métodos diagnósticos que ponen de manifiesto este incremento, la aparición de nuevos alérgenos muy sensibilizantes (con frecuencia asociados a nuevos hábitos de vida en el medio urbano) y una posible orientación de nuestro sistema defensivo a reaccionar ante agentes aparentemente inofensivos, ante el desarrollo de la vacunación infantil y la disminución de enfermedades infecciosas.

48- ¿Qué avances científicos cabe esperar en los próximos años en el campo de la alergia?

La alergología es una especialidad moderna que se encuentra en plena expansión.

Cada año aumentan los conocimientos sobre los procesos alérgicos y probablemente esto seguirá ocurriendo igualmente en los próximos años.

Especial interés tendrán los avances en cuanto a tratamientos, tanto para aliviar los síntomas como en nuevas estrategias en la inmunoterapia. En este campo existen expectativas razonables, a medio plazo, de nuevas «vacunas» más eficaces y seguras, que probablemente permitirán una curación definitiva de las enfermedades alérgicas.

RECETAS DE COCINA PARA GENTE CON PROBLEMAS DE ALERGIA

Recetas alternativas para evitar los alimentos que agravan el asma y provocan reacciones alérgicas

PURÉ DE CALABAZA

Para 4 personas

INGREDIENTES
Una cucharada sopera de aceite de oliva.
Una cebolla grande picada muy fina.
Tres dientes de ajo machacados.
Dos apios troceados.
750 gramos de calabaza troceada.
750 mililitros de caldo de pollo o verduras.
Una pizca de nuez moscada molida.
Una hoja de laurel.
Unas ramitas de perejil.
65 ml de nata ligera.
Una o dos cucharadas soperas de perejil picado, y un poco más para adornar el plato.
Sal y pimienta.

GUARNICIÓN
Una barra pequeña de pan francés.
50 gramos de queso rallado gruyere o fontina.

MODO DE PREPARACIÓN
Ponga el aceite a calentar en una sartén grande, y fría a fuego lento la cebolla y el ajo para que se pochen sin que lleguen a dorarse. Añada los apios y la calabaza y sofría unos 10-15 minutos. Vierta el caldo en la sartén y sazone con la nuez moscada.
Ate con un cordel la hoja de laurel y las ramas de perejil. Introdúzcalas en la sartén y suba el fuego hasta que rompa a hervir. A continuación baje la candela y deje cocer unos treinta minutos para que las verduras se pongan blandas.
Extraiga el paquetito de hojas y pase la sopa por un pasepuré o una batidora. Ponga el puré a hervir en una cacerola, baje a fuego medio y sazónelo con sal y pimienta.
Añada la nata y el perejil picado y vuelva a calentarlo hasta que hierva y ponga el fuego en mínimo para que se mantenga caliente mientras prepara la guarnición.
Corte ocho rodajas del pan francés, colóquelas sobre la rejilla del horno (precalentando a temperatura media) y póngalas a dorar con el grill por ambos lados.

Cuando las saque, no apague el horno.
Sirva la sopa en cuatro cuencos de horno, y disponga dos rodajas en cada uno. Espolvoree el queso rallado sobre ellas y meta los cuencos en el horno unos minutos hasta que se dore el queso.

LISTO EN 1 HORA Y 15 MINUTOS, APROXIMADAMENTE.

GUACAMOLE

Para 4 personas

INGREDIENTES
2 aguacates maduros grandes.
3 cucharadas soperas de zumo de limón o lima.
2 dientes de ajo machacados.
40 gr de cebolletas troceadas.
1 o 2 cucharadas soperas de chiles verdes suaves.
125 gr de tomates sin piel, sin semilla y troceados.
Sal y pimienta.
La corteza de un fruto de lima en tiras para adornar.
8 tortas de maíz para hacer los nachos (triángulos de maíz).
Aceite de freir.
Una cucharada sopera de pimentón.

MODO DE PREPARACIÓN
Corte los aguacates por la mitad y extraiga el hueso de cada uno.
Quíteles la piel y tritúrelos en un bol añadiendo el zumo de lima o
limón.
Añada el ajo, la cebolletas y los pimientos y sazone a su gusto con la
sal y la pimienta. Incorpore a la mezcla los tomates troceados, cubra
el bol y déjelo una hora en la nevera.
Entretanto, haga los nachos: corte cada torta en ocho triángulos iguales. Ponga a calentar el aceite hasta que alcance 180-190 ºC o hasta
que al echar un trozo de pan se dore en 30 segundos.
Eche los nachos y fríalos hasta que estén dorados y crujientes. Vaya
sacándolos con la espumadera sobre papel absorbente o papel de
cocina para quitarles el aceite y espolvoréelos con un poco de pimentón y sal.
El guacamole se sirve como una salsa en la que se mojan los nachos
o vegetales crudos.

LISTO EN 20 MINUTOS.

ZUCCINI AL FORNO

Para 4 personas

INGREDIENTES
2 calabacines grandes u 8 pequeños.
1 cucharadita de aceite.
1 diente de ajo troceado muy fino.
500 grs de tomates de lata.
50 grs de anchoas de lata escurridas.
Sal y pimienta.
Para adornar: 1 cucharadita de tomillo picado y de romero picado.
Para acompañar: rodajas de limón y unas hojas de lechuga.

MODO DE PREPARACIÓN
Corte los calabacines a lo largo por la mitad y extraiga las semillas y la pulpa con una cuchara.
Espolvoree sal en el interior de cada calabacín y déjelos secar boca abajo sobre papel de cocina.
Ponga aceite en una sartén y sofría el ajo añadiendo después los tomates. Suba el fuego para que hierva y déjelo cocer hasta que el caldo se haya consumido a la mitad. Retírelo del fuego y añádale un filete de anchoa troceado sazonándolo a su gusto con sal y pimienta.
Seque el interior de los calabacines con papel de cocina para quitarles la sal y colóquelos en una bandeja de horno.
Rellénelos con la salsa de tomate y coloque sobre cada uno un filete de anchoa. Muela bastante pimienta negra encima y hornéelos a 200 ºC unos 40 minutos.
Déjelos reposar, adórnelos con el tomillo y el romero y sírvalos con las rodajas de limón y las hojas de lechuga.

LISTO EN 55 MINUTOS

HOJAS DE PARRA RELLENAS AL ESTILO GRIEGO

Para 4 personas.

INGREDIENTES
2 cucharadas soperas de aceite de oliva.
150 grs de magro de ternera picada.
1 cebolla grande picada muy fina.
1/4 bulbo de hinojo rallado.
2 dientes de ajo machacados.
150 grs de arroz largo hervido.
1 cucharada sopera de eneldo picado.
1 cucharadita de orégano seco picado.
425 grs de hojas de parra enlatada bien escurridas.
150 ml de vino tinto seco.
150 ml de agua.
4 cucharadas soperas de zumo de limón.
Sal y pimienta.
Rodajas de limón para acompañar.

MODO DE PREPARACIÓN
Ponga la mitad del aceite en una sartén grande y cuando esté caliente, añada la carne picada, la cebolla, el hinojo y el ajo.
Fríalo todo removiendo unos 8 o 10 minutos e incorpore el arroz, el eneldo y el orégano sazonándolo a su gusto con sal y pimienta.
Divida la mezcla equitativamente entre cada una de las hojas de parra.
Doble los lados hacia el centro y después los extremos para hacer paquetitos.
En una sartén a parte, mezcle el resto de aceite con el vino, el agua y el zumo de limón. Coloque en la sartén las hojas rellenas, tápela y déjelo cocer a fuego medio unos 20 minutos.
Sáquelas con una espumadera y sírvalas con las rodajas de limón.

LISTO EN 30 MINUTOS

PROVENZAL DE CALABACÍN Y ALUBIAS

Para 4 personas

INGREDIENTES
175 grs de alubias (puestas en remojo la noche anterior).
3 cucharadas soperas de aceite de oliva.
2 cebollas en rodajas.
2 dientes de ajo picado.
500 grs de calabacín en cuadraditos.
400 grs de tomate envasado troceado.
2 cucharadas soperas de tomate triturado.
2 cucharaditas de orégano picado.
1 ramito de hierbas aromáticas.
50 grs de aceitunas negras deshuesadas y a la mitad.
Sal y pimienta.
Unas ramitas de orégano para adornar.

MODO DE PREPARACIÓN
Ponga las judías a escurrir en un colador y échelas en una cacerola, cubriéndolas de agua.
Ponga el fuego alto para que hiervan.
Cúbralas y deje que cuezan a fuego lento unos 45-60 minutos hasta que estén casi tiernas.
Añada la sal y vuelva a escurrirlas reservando 150 ml de caldo.
Ponga aceite a calentar en una sartén y fría las cebollas a fuego medio hasta que estén blandas pero no doradas. Añada el ajo y los calabacines y déjelo cocer 15 minutos removiendo de vez en cuando.
Añada los tomates, el tomate triturado, el orégano, el ramito de hiervas aromáticas, la sal y la pimienta, las judías y el caldo reservado.
Cúbralo y déjelo cocer a fuego lento 20 minutos añadiendo las aceitunas 5 minutos antes de retirarlo del fuego.
Sirva inmediatamente, adornándolo con las ramitas de orégano.

LISTO EN 1 HORA Y 20 MINUTOS

PATO CON FRUTAS Y MIEL

Para 4 personas

INGREDIENTES
Un pato de unos 2 kilos y medio.
Una cebolla pequeña pelada.
Dos cucharadas soperas de miel.
Una cucharada sopera de agua hirviendo.
Sal y pimienta.

ENSALADA
4 hojas de lechuga fresca.
Un *radiccio* pequeño.
4 hojas de escarola.
2 melocotones grandes en rodajas.
1 piña pequeña, madura, pelada y cortada en rodajas.
1 puñado de berros.
3 cucharadas soperas de aceite de oliva.
3 cucharadas soperas de vinagre de vino blanco.

MODO DE PREPARACIÓN
Extraiga los menudillos y enjuague el pato bajo un chorro de agua fría. Escúrralo bien y séquelo con papel absorbente de cocina.
Pínchelo por varios sitios con un tenedor. En el interior, eche un poco de pimienta e introduzca la cebolla.
Coloque el ave con el pecho hacia arriba sobre una bandeja para horno con rejilla y sazónelo con la sal.
Ponga la bandeja a una altura media en el horno precalentado a 180°C y áselo unas dos horas y media o hasta que esté hecho.
Una hora después, quite la grasa que ha quedado en la bandeja, mezcle la miel y el agua y vierta esta mezcla sobre el pato con un cazo. Deje que se siga asando y rocíelo 2 ó 3 veces más con el jugo de la bandeja.
Pasadas 2 horas y media, use un pincho de cocina para ver si está hecho (al pinchar saldrá solo jugo).
Saque el pato del horno y déjelo enfriar.
Aliñe los ingredientes de la ensalada con el vinagre, el aceite, la sal y la pimienta, y repártala entre 4 platos para acompañar con el pato frío.

LISTO EN 2 HORAS Y MEDIA

CORDERO RELLENO DE ESPINACAS

Para 4 personas

INGREDIENTES
250 grs de espinacas hervidas, escurridas y troceadas.
15 grs de hojas de menta picadas muy finas.
4 dientes de ajo picados muy finos.
1 cucharadita de vinagre.
1 pizca de azúcar.
1 jarrete de cordero deshuesado.
175 ml de vino tinto.
Sal y pimienta.
Perejil picado para adornar.

GUARNICIÓN
Unas hojas de lechuga.
Zanahoria cortada en tiras.

MODO DE PREPARACIÓN
Revuelva las espinacas con la menta, el ajo, el vinagre y el azúcar y sazónelas con sal y pimienta.

Quite todo el tocino al cordero y colóquelo con el lado donde estaba el hueso hacia arriba y extienda por encima la mezcla anterior.

Enrolle la carne y átela con un cordel, como si estuviera haciendo un paquete.

Colóquela en una bandeja de horno y riéguela con el vino y un poco de agua si la bandeja es un poco más grande que la carne. Introdúzcala en el horno precalentado a 180 ºC y áselo durante 45-55 minutos.

Pase la carne a una tabla de trinchar y córtela en rodajas gruesas.

Quite un poco de caldo de la bandeja, vierta el resto alrededor del cordero y espolvoree el perejil por encima.

Sírvase con una guarnición de lechuga y zanahoria en tiras.

LISTO EN 45-55 MINUTOS.

FILETES DE SALMÓN COCIDO CON SALSA CALIENTE DE ALBAHACA

Para 6 personas

INGREDIENTES
Un buen ramo de albahaca.
4 apios troceados.
1 zanahoria troceada.
1 calabacín pequeño troceado.
1 cebolla pequeña troceada.
6 filetes de salmón (de unos 125 gramos cada uno).
75 ml de vino blanco seco.
125 ml de agua.
1 cucharadita de zumo de limón.
15 grs de mantequilla sin sal.
Sal y pimienta.
Unas rodajas de limón para aderezar.

MODO DE PREPARACIÓN
Reserve la mitad de las hojas de albahaca. Eche las verduras en una cazuela y coloque los filetes de salmón encima.
Cúbralos con el resto de la albahaca y guarde unas pocas hojas para adornar.
Vierta encima el vino, el agua, la sal y la pimienta.
Ponga el fuego alto y, cuando empiece a hervir, bájelo y déjelo cocer unos 10 minutos. Después pase los filetes de salmón a una fuente caliente.
Haga que el caldo y las verduras vuelvan a hervir y déjelo cocer a fuego lento unos 5 minutos. A continuación, ponga todo en una batidora o pasapuré y añada la albahaca cocida y la que reservó.
Tritúrelo todo y vuelva a ponerlo en la cazuela para que hierva hasta que se consuma a la mitad y se espese.
Quite la cazuela del fuego y añada el zumo de limón y la mantequilla removiendo bien. Vierta la salsa sobre los filetes de salmón y adórnelos con las hojas de albahaca que guardó.
Sírvase con unas rodajas de limón para que cada persona lo adore a su gusto.

LISTO EN 25 MINUTOS.

MACEDONIA DE FRUTAS TROPICALES

Para 4 o 6 personas

INGREDIENTES
2 kiwis pelados y cortados en rodajas.
1 carambola en rodajas.
2 mangos pelados y cortados en cuadraditos.
1 papaya pequeña pelada y cortada en cuadraditos.
6 lichis pelados y deshuesados.
1 plátano pelado y cortado en rodajas.
Tiras de corteza de lima para adornar.

ALIÑO
25 grs de azúcar.
100 ml de agua.
2 cucharadas soperas de zumo de limón.
La pulpa y semillas de 2 frutas de la pasión.

MODO DE PREPARACIÓN
En primer lugar, prepare el aliño.
Ponga el azúcar y el agua en una cacerola y póngalo a calentar hasta que se disuelva el azúcar. Añada el zumo de lima y déjelo cocer a fuego lento unos 5 minutos.
Retírelo del fuego y deje enfriar.
Cuando el aliño esté frío añádele la pulpa y semillas de las frutas de la pasión.
Ponga todas las frutas preparadas en un bol grande, vierta encima del aliño y métalo 15 minutos en el frigorífico.
Sirva la macedonia adornada con tiras de corteza de lima.

LISTO EN 7 MINUTOS.

TARTALETAS DE FRUTA

Para 12 personas

INGREDIENTES
250 grs de pasta orliz.
300 grs de fruta fresca envasada (por ejemplo, piña, uvas, cerezas, melón o melocotones).
125 grs de mermelada de albaricoque o cereza (sin aditivos y baja en calorías).
1 cucharada sopera de agua.

MODO DE PREPARACIÓN
Extienda la pasta con un rodillo hasta que tenga un grosor de unos 5 mm. Córtela para forrar los moldes de tartaletas ligeramente engrasados y pinche su base.
Forre el interior a su vez con aluminio y rellene los moldes con alubias para que las tartaletas no pierdan la forma al cocerlas. Introdúzcalas en el horno (precalentado a 200ºC) unos 15 minutos o hasta que se pongan doradas y crujientes. Cuando las saque, retire el aluminio y las alubias y déjelas enfriar.
Cuando las tartaletas se hayan enfriado, rellénelas con fruta dispuesta de forma atractiva a la vista.
Prepare un almíbar calentando la mermelada con el agua en una cacerola a fuego lento hasta que la mermelada se disuelva. Páselo por un colador y vierta la mezcla sobre las tartaletas.

LISTO EN 20 MINUTOS.

GLOSARIO

A

adrenalina – una sustancia química liberada por la glándula adrenal (órgano que se encuentra encima del riñón), que aumenta la velocidad y fuerza de los latidos del corazón. Abre las vías aéreas para mejorar la respiración y estrecha los vasos sanguíneos de la piel y el intestino de modo que aumenta el flujo de sangre que llega a los músculos y les permite hacer frente a las demandas del ejercicio físico.

alergeno – la sustancia que desencadena una reacción alérgica.

alergia – una respuesta inmunológica anormal, adquirida frente a una sustancia que puede causar una amplia variedad de reacciones inflamatorias.

anafilaxis (también llamado choque anafiláctico) – una reacción alérgica repentina, grave y que pone en peligro la vida causada por una alergia alimenticia, picaduras de insectos o medicamentos. Los síntomas pueden incluir ronchas, hinchazón (especialmente de los labios y la cara), dificultad al respirar (ya sea debido a la inflamación de la garganta o a una reacción asmática), vómitos, diarrea, calambres y bajada de la presión de la sangre.

antibiótico – medicamento empleado para combatir las infecciones por bacterias.

anticuerpo (también llamado inmunoglobulina.) – una proteína fabricada por los linfocitos (un tipo de glóbulos blancos), para neutralizar o destruir un antígeno o proteína extraña. Muchos tipos de anticuerpos son protectores, sin embargo, la formación excesiva o inapropiada de anticuerpos puede llevar a una enfermedad.

antígeno – una sustancia que puede desencadenar una respuesta inmunológica y provocar la producción de anticuerpos como parte de la defensa del cuerpo frente a la infección y la enfermedad.

arteria – vaso que conduce sangre desde el corazón hacia el resto del cuerpo.

asma – una enfermedad pulmonar inflamatoria crónica, caracterizada por problemas respiratorios recurrentes normalmente desencadenados por alérgenos (infección, ejercicio, aire frío y otros factores también pueden ser desencadenantes).

asma extrínseca – asma desencadenada por una reacción alérgica, usualmente a algo inhalado.

asma intrínseca – asma que no tiene causa externa aparente.

B

bacteria – microorganismo unicelular sin núcleo, causante de enfermedades.

beriberi – enfermedad por déficit de vitamina B_1.

broncodilatadores – un grupo de medicamentos que ensanchan las vías aéreas en los pulmones.

bronquio – cualquiera de los conductos de aire más grandes que conectan la tráquea con los pulmones.

bronquitis – una inflamación de las membranas mucosas de los conductos bronquiales, causando una tos persistente que produce cantidades considerables de esputo (flema).

C

capilar – pequeño vaso arterial o venoso.

célula – elemento constitutivo de todo ser vivo, contiene núcleo, citoplasma y membrana.

corticoesteróides – un grupo de medicamentos antiinflamatorios similares a la hormona corticoesteroide natural producida por las glándulas adrenales.

cromosoma – elemento que forma parte del núcleo que contiene los genes que determinan los caracteres hereditarios.

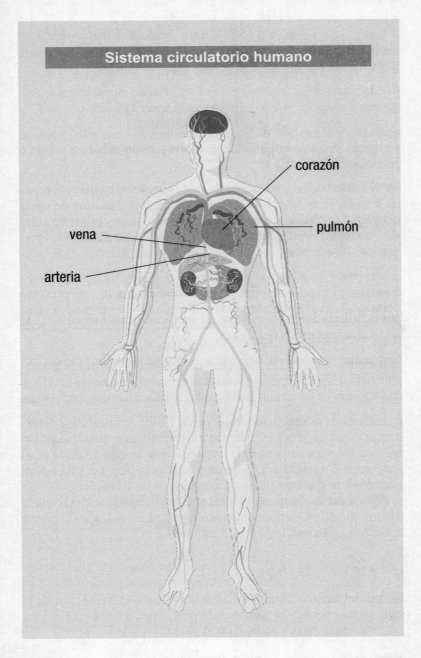

Sistema circulatorio humano

corazón

pulmón

vena

arteria

D

dermatitis por contacto – una erupción o una inflamación de la piel causada por el contacto con diversas sustancias.

E

eczema – inflamación de la piel, normalmente causando comezón y algunas veces acompañada por costras, resequedad de la piel o ampollas.

enfermedad celiaca (también llamada esprúe celiaco o enteropatía sensible por gluten) – una sensibilidad al gluten, una proteína del trigo. Los individuos con esta enfermedad deben evitar los cereales que contengan gluten, entre los que se incluyen todas las formas de trigo, avenas, cebada y centeno.

enteropatía sensible por gluten (también llamada esprúe celiaco o enfermedad celiaca) – una sensibilidad al gluten, una proteína del trigo. Las personas con esta enfermedad deben evitar los cereales que contienen gluten, los cuales incluyen todas las formas de trigo, avena, cebada y centeno.

epinefrina – una de las dos sustancias químicas (la otra es la norepinefrina) liberada por la glándula adrenal que aumenta la velocidad y fuerza de los latidos del corazón, también llamada adrenalina.

exámenes de la piel (**exámenes 'prick'**) – un examen para determinar si un paciente es alérgico a determinadas sustancias. Un médico coloca una gota de la sustancia que se va a analizar en el antebrazo o espalda del paciente y pincha la piel con una aguja, permitiendo que una pequeña cantidad entre en la piel.
Si el paciente es alérgico a la sustancia, un habón (roncha como la de una picadura de mosquito) se formará en el lugar donde se aplicó en aproximadamente 15 minutos.

F

fiebre del heno – También llamada rinitis, o inflamación de la mucosa que protege la nariz, fundamentalmente de causa alérgica, interviniendo en su producción el polen.

G

gen – la molécula que forma parte de la estructura de los cromosomas y contiene los caracteres hereditarios.

H

histamina – una sustancia química presente en las células de todo el cuerpo que se libera durante una reacción alérgica y una de las sustancias responsables de las señales que indican la inflamación.

hormona – sustancia química producida en el cuerpo (por glándulas) que controla diversas funciones como la del crecimiento.

I

inflamación – enrojecimiento, hinchazón, calor y dolor en una determinada zona del cuerpo, debido a una lesión física o sustancia química, infección, o reacciones alérgicas en la nariz, pulmones y la piel.

injerto – transplante de un trozo de piel, un hueso o un órgano entero.

inmunoglobulina E (IgE) – una clase de anticuerpo formado para proteger el cuerpo de la infección, el cual se une a los mastocitos en el aparato respiratorio e intestinal y puede causar rinitis alérgica, asma o eczema.

inmunoglobulinas – anticuerpos o proteínas encontradas en la sangre y fluidos provenientes de los tejidos que son producidos por las células del sistema defensivo para unirse a las sustancias reconocidas como antígenos extraños en el cuerpo.
Las inmunoglobulinas a veces se unen a antígenos que no son necesariamente una amenaza para la salud y provocan una reacción alérgica.

inmunoterapia – tratamiento de la alergia para sustancias tales como pólenes, ácaros del polvo doméstico, hongos y veneno de insectos con aguijón implicando la administración gradual de

Representación del sistema arterial humano

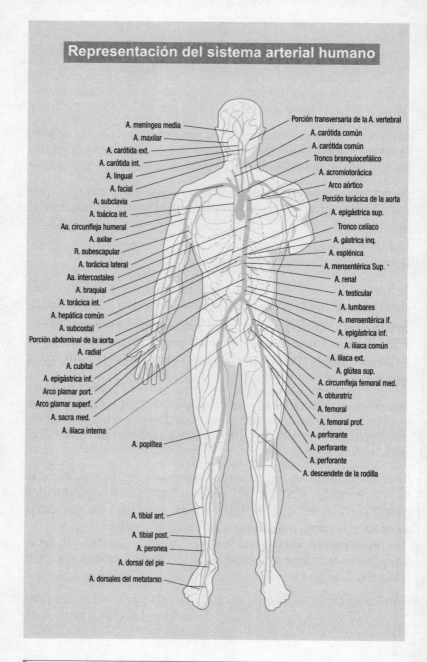

A. meníngea media
A. maxilar
A. carótida ext.
A. carótida int.
A. lingual
A. facial
A. subclavia
A. toácica int.
Aa. circunfleja humeral
A. axilar
R. subescapular
A. torácica lateral
Aa. intercostales
A. braquial
A. torácica int.
A. hepática común
A. subcostal
Porción abdominal de la aorta
A. radial
A. cubital
A. epigástrica inf.
Arco plamar port.
Arco plamar superf.
A. sacra med.
A. ilíaca interna
A. poplítea

Porción transversaria de la A. vertebral
A. carótida común
A. carótida común
Tronco branquiocefálico
A. acromiotorácica
Arco aórtico
Porción torácica de la aorta
A. epigástrica sup.
Tronco celíaco
A. gástrica inq.
A. esplénica
A. mensentérica Sup.
A. renal
A. testicular
A. lumbares
A. mensentérica if.
A. epigástrica inf.
A. ilíaca común
A. ilíaca ext.
A. glútea sup.
A. circumfleja femoral med.
A. obturatriz
A. femoral
A. femoral prof.
A. perforante
A. perforante
A. perforante
A. descendete de la rodilla

A. tibial ant.
A. tibial post.
A. peronea
A. dorsal del pie
A. dorsales del metatarso

dosis crecientes de la sustancia, o alérgeno, al que la persona es alérgica.

intolerancia a la lactosa – una intolerancia a los alimentos, no es una alergia. Una persona con intolerancia a la lactosa no tiene una enzima que es necesaria para digerir el azúcar de la leche, lo que causa síntomas tales como gases, pesadez de estómago y dolor abdominal.

intolerancia a los alimentos – una reacción adversa inducida por un alimento que no implica al sistema defensivo. La intolerancia a la lactosa es un ejemplo.

L

linfocito – parte del sistema linfático; glóbulos blancos que combaten las infecciones y las enfermedades.

M

mastocitos – células que fabrican y almacenan histaminas, encontradas en la mayoría de los tejidos del cuerpo, particularmente por debajo de las superficies epiteliales, cavidades serosas y alrededor de los vasos sanguíneos.
En una respuesta alérgica, un alérgeno estimula la liberación de anticuerpos, los cuales se unen a la superficie de los mastocitos.

medicamentos antihistamínicos – un grupo de medicamentos que bloquean los efectos de la histamina, una sustancia química liberada en los fluidos corporales durante una reacción alérgica.

medicamentos antiinflamatorios – medicamentos que reducen los síntomas y signos de la inflamación.

medidor del flujo máximo – un dispositivo utilizado para medir la máxima velocidad a la que una persona puede expulsar aire de los pulmones. Durante un ataque de asma u otra enfermedad respiratoria, las vías aéreas principales de los pulmones empiezan lentamente a estrecharse.
Esto disminuirá la cantidad de aire que deja los pulmones y puede medirse mediante un PFM. Esta medición es muy impor-

tante para evaluar lo bien o mal que se está controlando la enfermedad.

mieloma – tumor de células plasmáticas.

mutación – modificación brusca de un gen o un cromosoma.

R

radioterapia – tratamiento a base de radiación.

RAST (Examen Radioalergosorbente, una marca comercial de Pharmacia Diagnostics) – un examen de laboratorio utilizado para detectar anticuerpos IgE frente a alérgenos específicos. Un RAST requiere una muestra de sangre, que se envía a un laboratorio médico donde se analiza con alimentos específicos para determinar si el paciente tiene anticuerpos IgE frente a ese alimento.

rinitis – una inflamación de la membrana mucosa que reviste la nariz, a menudo causada por la alergia al polen, al polvo u otras sustancias presentes en el aire, que causan respiración dificultosa, comezón, moqueo y congestión nasal.

ronchas – lesiones que aparecen en la piel debido a una reacción alérgica, sobre todo se ve en la urticaria.

S

senos (senos paranasales) – cavidades de aire dentro de los huesos de la cara, revestidos por membranas mucosas similares a las de otras partes de las vías respiratorias.

sinusitis – inflamación de las membranas que revisten los senos de la cara, a menudo causados por una infección viral o bacteriana, o por una reacción alérgica.

sistema digestivo – el grupo de órganos que descomponen los alimentos en componentes químicos que el cuerpo puede absorber y utilizar para obtener energía, y para construir y reparar las células y los tejidos.

sistema inmunológico – un conjunto de células y proteínas que trabajan para proteger el cuerpo frente a microbios, potencialmente dañinos, tales como las bacterias, los virus y los hongos.

sistema respiratorio – el grupo de órganos responsables de llevar el oxígeno del aire hasta el torrente sanguíneo y de expulsar el dióxido de carbono.

U

urticaria – una enfermedad de la piel, comúnmente conocida como ronchas, caracterizada por el desarrollo de bultitos protuberantes blancos rodeados por un borde y que producen comezón.

V

vacuna – preparación que contiene gérmenes debilitados vivos o muertos para estimular la producción de anticuerpos.

virus – organismo microscópico causante de enfermedades.

vitaminas – sustancias que el cuerpo necesita en pequeñas cantidades para mantenerse con salud.

BIBLIOGRAFÍA

Alergológica. Factores Epidemiológicos, clínicos y socioeconómicos de las enfermedades alérgicas en España. SEAIC. 1995.

GERN, WILLIAM E. Y BUSSE, JAMES W.: *Actualización diagnóstica y terapéutica en enfermedades alérgicas y asma.* Scientific Medical Communications. Doyma. 1999.

MCLAUGHLIN, CHRIS: *Asma y alergias. Recetas y consejos para controlar sus síntomas.* Ediciones Jaguar.

PELTA, ROBERTO Y VIVAS ROJO, ENRIQUE: «Tengo alergia ¿qué debo saber?». *Tu salud. La revista del Bienestar.* Laboratorios Almirall, S.A. Grupo Z. 1995.

Rinitis. Su manejo en Atención Primaria. C. Cenjor Español. Volumen 1 y 2. 2001.

SÁNCHEZ, I.; ALONSO, M.L. Y SUBIZA, J.: *Urticaria.* Centro de Asma y Alergia. Subiza. Madrid. Jarpyo Editores. 2002.

VALERO SANTIAGO, ANTONIO LUIS: «Polen y Alergia». *Manual Abreviado de Polinosis.* Alvaro Cadahía García. Laboratorios Menarini, S.A. 2002.

Páginas web: <www.saludalia.com>
<www.tusalud.com>
<www.medicinaTV.com>
<www.tuotromedico.com>